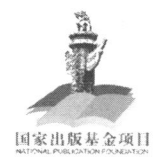

国家出版基金资助项目

中国公安执法规范化建设丛书　编委会主任　孙茂利

# 公安现场急救操作规范

主　编　高　野　张淑华　闫立强
副主编　武国都　单　国

中国人民公安大学出版社
·北京·

图书在版编目（CIP）数据

公安现场急救操作规范／高野，张淑华，闫立强主编．—北京：中国人民公安大学出版社，2012.10
（中国公安执法规范化建设丛书／孙茂利主编）
国家出版基金资助项目
ISBN 978-7-5653-1053-9

Ⅰ．①公… Ⅱ．①高…②张…③闫… Ⅲ．①急救-规范 Ⅳ．①R459.7-65

中国版本图书馆 CIP 数据核字（2012）第 247944 号

中国公安执法规范化建设丛书
## 公 安 现 场 急 救 操 作 规 范

主　编　高　野　张淑华　闫立强　　副主编　武国都　单　国

| | |
|---|---|
| 出版发行： | 中国人民公安大学出版社 |
| 地　　址： | 北京市西城区木樨地南里 |
| 邮政编码： | 100038 |
| 经　　销： | 新华书店 |
| 印　　刷： | 涿州市新华印刷有限公司 |
| 版　　次： | 2012 年 10 月第 1 版 |
| 印　　次： | 2021 年 1 月第 10 次 |
| 印　　张： | 11.5 |
| 开　　本： | 787 毫米 × 1092 毫米　1/16 |
| 字　　数： | 225 千字 |
| 书　　号： | ISBN 978-7-5653-1053-9 |
| 定　　价： | 42.00 元 |

网　　址：www.cppsup.com.cn　　www.porclub.com.cn
电子邮箱：zbs@cppsup.com　　zbs@cppsu.edu.cn

营销中心电话：010-83903254
读者服务部电话（门市）：010-83903257
警官读者俱乐部电话（网购、邮购）：010-83903253
公安业务分社电话：010-83905641

本社图书出现印装质量问题，由本社负责退换
版权所有　侵权必究
本书咨询电话：（010）63485228　63453145

# 中国公安执法规范化建设丛书编委会

主　　任　孙茂利

委　　员　（以姓氏笔画为序）

马玉生　包红霞　冯曰铭

华敬锋　杜兰萍　李文胜

李远征　张　萍　张晓军

周书奎　赵　斌　赵春光

赵炳军　胡江山　高绪文

程小白　温道军

执行编辑　李文胜　王宏勇

# 前　言

近年来，随着我国社会主义民主法治建设的不断深入，人民群众的法律意识、权利意识日益增强，舆论监督、社会监督力度进一步加大，对公安机关的执法活动提出了新的更高的要求。为适应新形势下人民群众对公安工作的新期待和新要求，公安机关必须进一步转变执法理念，改进执法方式，规范执法行为，提高执法质量，维护社会公平正义。

自2008年9月公安部党委部署在全国公安机关开展执法规范化建设以来，各级公安机关及各部门、各警种紧密结合实际，高度重视、积极探索，采取切实有效措施，深入、持续地开展执法规范化建设，取得了阶段性成效，有力地推动了公安工作和队伍建设的全面发展。但与此同时，公安机关的执法工作中，仍存在一些不规范的问题，影响公安机关的执法公信力。其重要原因之一，就是一些民警执法素质不高，对执法的基本要求不了解、不掌握，不知道在执法活动中干什么、怎么干、干到什么程度。为了帮助广大公安民警及时、有效地掌握执法办案的基本要求，提高执法能力，中国人民公安大学出版社会同公安部执法规范化建设领导小组办公室启动了《中国公安执法规范化建设丛书》出版项目，并得到了国家出版基金资助。本丛书主要突出以下几个特点：

第一，本丛书力求覆盖公安机关现有的业务工作内容，以督察、经侦、治安、边防、刑侦、出入境、消防、网安、监管、交管、法制、禁毒等警种，铁路、交通、民航、林业等行业公安机关和海关走私犯罪侦查机构的执法工作为重点，针对不同警种的工作内容分类编写，单独成册。

第二，本丛书将作为规范公安民警执法业务工作的指导性用书，以各业务部门的执法职责范围为基础，以现行有效的法律、法规、规章以及公安部关于执法规范化建设的要求为依据，按照理论与实践相结合的原则，针对一线民警遇到的疑难问题以及执法中容易出现问题的环节，结合执法办案中的典型案例，重点对执法依据、操作程序、法律文书等进行讲解。

第三，本丛书由公安部执法规范化建设领导小组办公室组织编写，公安部相关业务局的领导担任编委，公安机关长期从事执法业务工作的有关同志和公安院校知名专家、教授担任作者，收入了一批具有前瞻性、实用性和建设性的优秀成果。

愿《中国公安执法规范化建设丛书》成为广大公安民警规范执法的"良师益友"，为深入推进执法规范化建设发挥积极的作用。

由于时间仓促，疏漏之处在所难免，欢迎广大读者批评指正。

中国公安执法规范化建设丛书编委会
2011年6月

# 目 录

**第一章　现场急救概述** ……………………………………………（ 1 ）
　一、现场急救的目的与意义 …………………………………（ 2 ）
　二、现场急救的原则与要求 …………………………………（ 3 ）
　三、现场急救的主要特点 ……………………………………（ 4 ）
　四、现场急救的主要内容 ……………………………………（ 4 ）

**第二章　人体解剖、生理、病理学基础知识** ………………（ 5 ）
　第一节　解剖学知识 …………………………………………（ 5 ）
　　一、解剖术语及方位 ………………………………………（ 5 ）
　　二、人体常用的骨界标 ……………………………………（ 6 ）
　　三、人体的薄弱部位 ………………………………………（ 7 ）
　　四、各系统解剖组成与功能 ………………………………（12）
　第二节　生理学知识 …………………………………………（23）
　　一、基本的生命活动 ………………………………………（23）
　　二、各种系统的主要生理功能 ……………………………（24）
　第三节　病理学知识 …………………………………………（28）
　　一、病理学概述 ……………………………………………（28）
　　二、病理学的基本知识 ……………………………………（28）
　第四节　正确判断伤病情 ……………………………………（32）
　　一、检　查 …………………………………………………（32）
　　二、复原卧位 ………………………………………………（35）
　　三、几种常见的舒适体位 …………………………………（36）

# 第三章 现场急救的常见技术 (38)

## 第一节 现场止血技术 (38)
一、出血的特点（按损伤的血管性质分类） (38)
二、出血的种类 (38)
三、失血的表现 (38)
四、常见的止血方法 (39)

## 第二节 现场包扎技术 (45)
一、现场包扎的目的 (45)
二、现场包扎的具体要求 (45)
三、包扎材料及包扎方法 (45)

## 第三节 现场固定技术 (56)
一、骨折的主要症状（骨折的判定） (57)
二、骨折的原因 (57)
三、骨折固定急救的目的 (58)
四、骨折固定所用的材料 (58)
五、骨折临时固定的注意事项 (59)
六、具体的固定方法 (59)

## 第四节 现场搬运技术 (64)
一、单人搬运法 (64)
二、双人搬运法 (66)
三、多人搬运法 (68)

## 第五节 现场徒手心肺复苏 (69)
一、《2010年新指南》发表 (70)
二、现场徒手心肺复苏救生术的操作程序及注意事项 (71)
三、现场心肺复苏有效和终止的指征 (78)

# 第四章 一般损伤的现场急救 (79)

## 第一节 头部损伤的现场急救 (79)
一、头部损伤的判断 (79)

二、头部损伤的现场急救方法 …………………………………（81）

　　三、头部损伤的现场急救注意事项 ………………………………（82）

　第二节　颈部损伤的现场急救 ………………………………………（83）

　　一、颈部损伤的判断 ………………………………………………（83）

　　二、颈部损伤的现场急救方法及注意事项 ………………………（83）

　第三节　胸腹部创伤的现场急救 ……………………………………（84）

　　一、胸部创伤的现场急救 …………………………………………（84）

　　二、腹部创伤的现场急救 …………………………………………（85）

　第四节　四肢损伤的现场急救 ………………………………………（86）

　　一、扭　　伤 ………………………………………………………（87）

　　二、关节脱臼 ………………………………………………………（88）

　　三、四肢骨折 ………………………………………………………（90）

　　四、四肢切割伤 ……………………………………………………（91）

第五章　中毒的现场急救 …………………………………………………（93）

　第一节　中毒概述 ……………………………………………………（93）

　　一、毒物和中毒 ……………………………………………………（93）

　　二、中毒的原因、分类和特点 ……………………………………（93）

　第二节　中毒的症状及排毒方法 ……………………………………（95）

　　一、毒物进入体内的途径 …………………………………………（95）

　　二、中毒的症状 ……………………………………………………（96）

　　三、现场排毒的方法 ………………………………………………（96）

　第三节　常见中毒的现场急救 ………………………………………（97）

　　一、急性酒精中毒的现场急救 ……………………………………（97）

　　二、一氧化碳中毒的现场急救 ……………………………………（98）

　　三、有机磷农药中毒的现场急救 …………………………………（100）

　　四、毒蕈类中毒的现场急救 ………………………………………（101）

　　五、砒霜中毒的现场急救 …………………………………………（103）

　　六、灭鼠剂中毒的现场急救 ………………………………………（104）

七、氰化物中毒的现场急救 …………………………………（104）
八、巴比妥类药物中毒的现场急救 …………………………（105）
九、亚硝酸盐类中毒的现场急救 ……………………………（106）
十、食物中毒的现场急救 ……………………………………（107）

# 第六章 各种常见意外伤害的现场急救 ……………………（109）

## 第一节 触电事故的现场急救 …………………………（109）
一、触电的主要原因 ………………………………………（109）
二、触电事故现场急救的意义 ……………………………（109）
三、触电者的病情状态 ……………………………………（110）
四、触电事故现场急救的步骤 ……………………………（110）
五、预防触电的要点 ………………………………………（114）

## 第二节 雷击事故的现场急救 …………………………（114）
一、雷击的主要症状 ………………………………………（114）
二、雷击事故的现场急救 …………………………………（114）
三、预防雷击的要点 ………………………………………（115）

## 第三节 溺水事故的现场急救 …………………………（115）
一、溺水事故的自救 ………………………………………（116）
二、溺水事故的援救 ………………………………………（116）
三、溺水事故现场急救的措施 ……………………………（116）

## 第四节 车祸的现场急救 ………………………………（117）
一、车祸现场急救的措施 …………………………………（118）
二、车祸现场急救的注意事项 ……………………………（119）
三、预防车祸的要点 ………………………………………（119）

## 第五节 呼吸道阻塞的现场急救 ………………………（120）
一、呼吸道阻塞的原因 ……………………………………（120）
二、呼吸道阻塞的现场急救 ………………………………（120）
三、清除呼吸道异物的注意事项 …………………………（123）

####    第六节　动物咬伤的现场急救 (123)
　　一、毒蛇咬伤的现场急救 (123)
　　二、狗咬伤的现场急救 (125)
　　三、蜂螫伤的现场急救 (127)
　　四、蜈蚣咬伤的现场急救 (128)

## 第七章　突发灾害的现场急救 (129)
### 第一节　地震的现场急救 (129)
　　一、地震发生时，尽快找到稳固处躲藏 (129)
　　二、地震后的现场急救 (129)
### 第二节　爆炸的现场急救 (130)
　　一、爆炸的伤害特点 (130)
　　二、爆炸伤的急救措施 (131)
　　三、瓦斯爆炸 (131)
### 第三节　火灾的现场急救 (134)
　　一、火灾的逃生方法 (134)
　　二、七类火灾不能用水扑灭 (136)
　　三、火灾中烧伤的现场急救 (137)
　　四、火灾中窒息的现场急救 (139)
### 第四节　洪水暴发的现场急救 (139)
　　一、洪水的类型 (139)
　　二、洪水到来之前的预防措施 (140)
　　三、洪水来临自救 (142)

## 第八章　危及生命疾病的现场急救 (143)
### 第一节　心绞痛的现场急救 (143)
　　一、心绞痛的症状 (143)
　　二、心绞痛的发病原因 (144)
　　三、心绞痛的现场急救方法 (144)

## 第二节　急性心肌梗塞的现场急救 ……………………（145）
一、急性心肌梗塞的症状 ………………………………（145）
二、急性心肌梗塞的发病原因 …………………………（146）
三、急性心肌梗塞的急救方法 …………………………（148）

## 第三节　高血压危象的现场急救 ………………………（148）
一、高血压危象的症状 …………………………………（149）
二、高血压危象的发病原因 ……………………………（149）
三、高血压危象的急救方法 ……………………………（149）

## 第四节　急性心力衰竭的现场急救 ……………………（150）
一、急性心力衰竭的症状 ………………………………（150）
二、急性心力衰竭的发病原因 …………………………（150）
三、急性心力衰竭的急救方法 …………………………（150）

## 第五节　昏迷的现场急救 ………………………………（151）
一、昏迷的症状 …………………………………………（151）
二、昏迷的发病原因 ……………………………………（151）
三、昏迷的急救方法 ……………………………………（151）

## 第六节　脑卒中的现场急救 ……………………………（152）
一、脑卒中的症状 ………………………………………（152）
二、脑卒中的发病原因 …………………………………（153）
三、脑卒中的急救方法 …………………………………（153）

## 第七节　癫痫发作的现场急救 …………………………（153）
一、癫痫病的症状 ………………………………………（153）
二、癫痫的发病原因 ……………………………………（154）
三、癫痫发作的急救措施 ………………………………（155）
四、癫痫的其他注意事项 ………………………………（155）

## 第八节　糖尿病昏迷的现场急救 ………………………（155）
一、糖尿病昏迷的症状 …………………………………（155）
二、糖尿病昏迷的发病原因 ……………………………（156）

三、糖尿病昏迷的急救方法 …………………………………… (156)

# 第九章 高低温损伤的现场急救 …………………………… (158)

## 第一节 烧烫伤的现场急救 ………………………………… (158)
一、烧烫伤的原因 ……………………………………………… (158)
二、烧烫伤的症状 ……………………………………………… (158)
三、烧伤部位特点和面积估算 ………………………………… (158)
四、烧烫伤的现场急救 ………………………………………… (159)
五、烧烫伤现场急救的注意事项 ……………………………… (160)
六、烧烫伤自来水冲洗的作用及注意事项 …………………… (160)

## 第二节 中暑的现场急救 …………………………………… (161)
一、中暑的原因 ………………………………………………… (161)
二、中暑的症状 ………………………………………………… (162)
三、中暑的现场急救 …………………………………………… (162)
四、中暑现场急救的注意事项 ………………………………… (163)
五、中暑的预防 ………………………………………………… (163)

## 第三节 寒冷冻伤的现场急救 ……………………………… (164)
一、非冻结性冷伤 ……………………………………………… (164)
二、冻结性冷伤 ………………………………………………… (165)
三、寒冷冻伤的现场急救 ……………………………………… (165)
四、寒冷冻伤现场急救的注意事项 …………………………… (165)

# 附录 急救包 …………………………………………………… (166)
# 主要参考文献 ………………………………………………… (168)
# 后 记 ………………………………………………………… (169)

# 第一章　现场急救概述

　　现场急救，是指在发生危重急症及意外伤害，短时间内对伤病者的生命造成严重危害而专业医务人员未赶到之前，利用现场条件，伤病者对自己或他人对伤病者采取及时、有效的初步自救或互救措施。如果遇到紧急情况时，第一目击者能够在正确处理的同时等待急救车的到来，伤病者生还的希望将会非常大。

　　现阶段，随着我国国民经济的快速增长，人们生活质量不断提高，普及现场急救知识不仅在一定程度上决定着抢救的成功率，而且是与社会发展、民族进步、民众生活息息相关的重要事业；是社会文明程度和国家发展程度的标志；是保障人民生命安全，提高民族素质，推进社会主义和谐社会建设的有效途径；是中华民族精神风貌、五千年优秀文化传统的魅力所在。

　　普及现场急救知识，已经成为各国的一项重要任务。在国外，现场急救知识尤其是心肺复苏知识已经十分普及，每天可使 100 多人幸免于死。例如，美国迄今已有 5000 万人（占全国人口的 1/6）参加了心肺复苏初级救生术的培训，每年平均有 20 万人接受现场心肺复苏初级救生术，其中 7 万人获救；挪威早在 1965 年就把心肺复苏初级救生术纳入学校课程中，之后，该国 200 万人口中有 40 万人接受培训，并且在 15 年的时间里有约 1000 名淹溺者经现场心肺复苏后获救；日本消防厅每年通过印发急救手册、举办市民急救知识讲座等方式对市民进行教育，听众高达 15 万人；新加坡每 3～5 人中就有 1 人有急救员资格。

　　在我国，迄今为止已有约 1000 万人接受过心肺复苏初级救生术培训。同时，心肺复苏指南的制定工作也在稳步推进。2008 年 11 月，我国成立了中国医学救援协会。在该协会的成立大会上，与会代表学习和讨论了《2005 年国际心肺复苏及心血管急救指南》（以下简称《2005 年指南》）。随后，该协会于 2009 年与中国医师协会急救复苏专业委员会、中国灾害防御协会救援医学会联合编写了《中国心肺复苏指南》（初稿）。而最新的关于心肺复苏方面的操作指南是由美国心脏协会 2010 年 11 月发表的《2010 年国际心肺复苏及心血管急救指南》（以下简称《2010 年新指南》）。

　　另外，在许多国家，学习驾驶以前需要先获得急救员证书，而我国更将出现交通事故后车辆驾驶人应当立即抢救受伤人员确定为法定义务。根据《中华人民共和国道路交通安全法》第 70 条的规定，在道路上发生交通事故，造成人身伤亡的，车辆驾驶人应当立即抢救受伤人员。同时，该法第 72 条规定，公安机关交通管理部门接到交通事故报警后，应当立即派交通警察赶赴现场，并且优先组织抢救受伤人员。

特别值得一提的是，1987 年 2 月 20 日、6 月 5 日，中国红十字会先后会同卫生部、公安部、铁道部、交通部、商业部、中国民航总局、国家旅游局、煤炭工业部、石油工业部、地质矿产部联合发出《关于开展群众性卫生救护训练的通知》（红总字〔1987〕2 号、红总字〔1987〕13 号），明确指出救护训练受训对象为交通、治安、消防和派出所民警，铁路、交通系统的列车员、船员、司售人员及民航系统的机组人员，宾馆、饭店和商店的服务人员、营业员及旅游系统的导游、司机等。2006 年 8 月，中国红十字总会、公安部、交通部又联合下发的《关于深入开展急救培训工作的通知》（红总字〔2006〕50 号）也规定，救护培训的对象为公安民警、机动车驾驶人、客运乘务人员及高危作业人群。

## 一、现场急救的目的与意义

（1）维持和抢救生命，降低死亡率。世界卫生组织提供的统计资料表明，在全世界每年的创伤病人中，有 20% 因创伤后没有得到及时的现场救治而死亡；在心肌梗死病人的死亡病例中，有 40%～60% 在发病最初几小时内死亡，而其中的 70% 是因来不及到医院就诊而死于家中或现场。

近年来，自然灾害肆虐，工业、交通事故频发，电击、溺水、中毒事件逐年增加，刑事案件也经常会造成大量的人员损伤。自 2001 年以来，我国因车祸死亡的人数连续 3 年超过 10 万人，平均每天死亡 300 人，造成国家和人民生命、财产的巨大损失。

在我国，冠心病、高血压病、糖尿病、脑血管病等的发病率正在逐年增高，2011 年高血压病患者已达 1.6 亿人。这些疾病都有可能造成人的休克或猝死。北京的猝死病人中，有 88% 发生在家中或现场，原因就是抢救不及时或不正确。据目前的死亡病例分析表明，有 40% 的冠心病患者死于发病后 15 分钟内，其死因大多是由于不能得到迅速、及时的抢救，而并非是病情开始时即已发展到不可挽回的致命程度。

据一项统计数字显示，有 87.7% 的猝死发生在医院以外，没有医护人员参与抢救；猝死人员中有 35%～40% 如经现场及时进行心肺复苏，可以挽救生命。人在呼吸、心跳停止 8 秒后出现脑缺氧症状，30 秒后出现昏迷，60 秒后脑细胞开始死亡，6 分钟后脑细胞全部死亡，10 分钟后发生不可逆转地死亡，因而医学上把发病后 4～5 分钟称为抢救的"黄金时间"。

（2）防止伤病情继续恶化，以及可能留下的后遗症，使致残率降到最低限度，为医院救治创造条件。同时还能大大缩短治愈时间，降低后期的治疗成本。

（3）给予伤病者极大的心理安慰。只有及时、有效、正确地处理伤病者，才能大大减少伤病者的痛苦，并使清醒的伤病者得到及时的心理安慰。

## 二、现场急救的原则与要求

（1）观察评估现场，确保自己和伤病者安全。确定事发现场及周围环境是否安全、是否会对施救者和伤病者构成威胁，是现场急救的首要原则和步骤。因此，要小心、谨慎地接近伤病者，在确保无危险因素存在或者已安全脱离险境后，方可展开施救。需要警惕的现场危险因素包括电、火、煤气、交通车辆、爆炸物、毒性物、易燃物、后续灾害（余震、坍塌等）。为避免交叉感染，施救者应该佩戴手套；倘若存在疫病因素，有条件的还应做好自我防护。

（2）统一指挥。当发生群体性伤害或大型灾难事故时，现场急救的重点就可能从平日的救治伤病者个体，转变为突发重大事件时的社会力量参与的紧急救援。因此，必须听从政府有关部门的统一指挥，听从当地急救指挥中心的统一应急调度，从而协调组织、团结作战，以便最大限度地提高灾害区域的应急反应能力。

（3）评估伤病情。快速而简捷地进行下列情况的初步检查：①发病原因（属于外伤性还是自发性）；②患者感觉（包括疼痛、恶心、口渴、活动不灵、发热等）；③患者表现（从视觉判断，包括出血、肢体畸形及肿胀、呼吸困难、抽搐、口唇颜色、表情等；从听觉判断，包括断骨摩擦音，不正常呼吸、呻吟等；从嗅觉判断，包括酒精味、有机磷中毒呕吐物的臭蒜味等；从触觉判断，包括皮肤温度及湿度、脉搏等）。

（4）自己寻求救援时，应讲明求助要点（包括意外类型，如火灾、事故、自发疾病等；急救现场附近地标，如某大楼、路口等，最好为多个地标；受伤人数，即是否多人伤亡的大型事故；性别；年龄；伤势；联系人移动电话和固定电话的号码），同时注意不要先挂断电话。特殊情况下，应呼叫消防抢险救援队。求助他人寻求救援时，可以让其及时拨打"120"急救电话，并叮嘱其返回报告。

（5）就地施救。施行救助时，应沉着大胆，细心负责，分清轻、重、缓、急，果断实施急救方法。对严重损伤和危急重症的伤病者，尤其已经危及生命者，应实施就地初步抢救，不能盲目等待救援或者贸然搬动转运。但是，如果处在电击、火灾、煤气等特殊事故现场，则应先将伤病者安全转移，脱离险境之后，才可予以抢救。不轻易给伤病者药品、食物或饮用水，保留各方面的证据，充分运用现场可供支配的人力、物力来协助急救。

就地施救时，应注意的事项包括：①先复苏后固定。在伤者有心跳，但呼吸骤停且有骨折时，应当首先实施心肺复苏术，进行胸外心脏按压和口对口人工呼吸。②先止血后包扎。为防止伤者血液大量流失，应当先采取指压法或止血带法止血，再按科学方法包扎伤口。③先重伤后轻伤。先抢救心跳及呼吸骤停、窒息、大出血、开放性及张力性气胸、休克等，再进行伤口包扎。④先救治后运送。受伤后12小时是最佳急救期。

### 三、现场急救的主要特点

（1）情况紧急。现场急救的这一特点不仅表现在伤病情紧急、时间紧急，而且表现在心理上的紧急。

（2）急救条件较差。现场急救的条件一般较差，可能是在光线暗淡、空间较小、人群拥杂的家中或马路上，可以利用的条件有限。

### 四、现场急救的主要内容

（1）危及生命疾病的现场急救。此种现场急救主要适用于发病突然、病情严重、可能危及生命的疾病，如心脏病、脑血管疾病等的急救。

（2）损伤的现场急救。此种现场急救主要适用于不同情况损伤的现场急救，如爆炸损伤、交通事故损伤、不同部位损伤的现场急救（包括头部、颈部、胸腹部、四肢损伤）、不同特点损伤的现场急救（包括出血、骨折、软组织挫伤）等。

（3）烧烫伤、中暑、冻伤的现场急救。烧烫伤包括物理性的烧烫伤和化学性的烧烫伤。中暑也是一种常见的急症，一般发生在天气炎热的夏季，也有在高温矿井作业时由于防护不当造成的中暑。冻伤包括两种情况：一种是冰点以上的冻伤；另一种是冰点以下的冻伤。

（4）中毒的现场急救。包括辨别常见中毒的症状、原因及现场排毒的方法，如食物中毒、药物中毒、气体中毒等。

（5）动物咬伤的现场急救。主要是毒蛇与狗咬伤的现场急救，包括毒蛇咬伤的判断和现场排毒方法；狂犬病的防治及狗咬伤的现场急救方法。

（6）溺水、触电、交通事故、呼吸道异物的现场急救。

（7）地震、爆炸、洪水等灾害的现场急救。

# 第二章　人体解剖、生理、病理学基础知识

## 第一节　解剖学知识

### 一、解剖术语及方位

人体各部位的相对位置在生活中是经常变动的，必须有相对固定的姿势作为标准，才便于作形态位置的描述。解剖学所采用的标准姿势是：人体直立，两眼向前平视，两臂自然下垂，掌心向前，两脚并拢，脚尖向前。在观察尸体或标本时，都应按此姿势来说明各部位位置及其相互关系。

#### （一）方　　位

1. 上、下

近头者为上；近足者为下。在四肢上的各部结构，其上端接近躯干，称为近端；其下端远离躯干，称为远端。

2. 前、后

近腹面为前或称腹侧；近背面为后或称背侧。

3. 内、外

空腔器官近内腔者为内；远内腔者为外。

4. 深、浅

远体表或器官表面者为深；近体表或器官表面者为浅。

5. 内侧、外侧

近正中线者为内侧；远正中线者为外侧。前臂的内侧又称尺侧；前臂的外侧又称桡侧。小腿的内侧又称胫侧；小腿的外侧又称腓侧。

#### （二）切　　面

1. 矢状切面（纵切面）

矢状切面，是指从前后方向沿身体的长轴将人体纵切为左右两部分的切面。若将人体沿正中线切为左右完全对称的两部分时，该切面为正中矢状切面。

2. 横切面（水平面）

横切面，是指沿身体横径所做的与地平面相平行的切面，它将人体分成上下两部分。

3. 额状切面（冠状切面）

额状切面，是指沿左右方向将人体纵切为前后两部分的切面。

矢状切面、横切面、额状切面三者是相互垂直的。若以器官本身为准，沿其长轴切断，则成纵切面；沿其横轴切断，则成横切面。

（三）轴

1. 垂直轴

垂直轴，是指与身体长轴垂直的轴。此轴与地平面垂直。

2. 额状轴（冠状轴）

额状轴，是指左右平伸并与地平面平行的轴。

3. 矢状轴

矢状轴，是指前后平伸并与地平面平行的轴（见图2-1）。

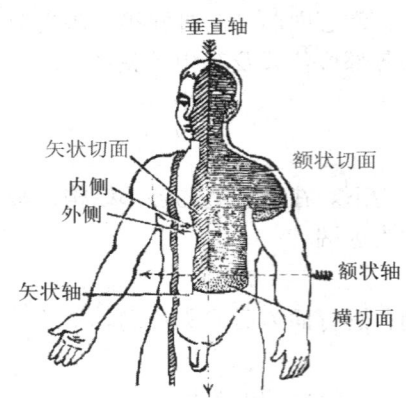

图2-1 人体的轴和切面

## 二、人体常用的骨界标

内脏器官绝大部分位于胸腔和腹腔内，它们的位置可因器官的生理活动、体型、姿势、呼吸运动、临近器官相互挤压以及腹壁肌肉的紧张度等因素的影响有一定范围的改变，但还是比较固定的。通常在胸部和腹部的体表标出若干标志线，借以说明有关脏器的位置和体表投影。

（一）胸部的标志线

1. 前正中线

前正中线，是指通过胸骨正中的垂直线。

2. 锁骨中线

锁骨中线，是指通过锁骨中点的垂直线。

3. 腋前、中、后线

腋前、中、后线，分别是指通过腋前皱襞、腋窝中点及腋后皱襞的垂直线。

4. 肩胛线

肩胛线，是指通过肩胛骨下角的垂直线。

5. 后正中线

后正中线，是指通过椎骨棘突的垂直线。

（二）腹部的标志线和分区

通常在腹部可引画两条横线和两条垂直线，由此将腹部分为九个区，用以表示腹腔有关脏器的大致位置关系。

两条横线分别经过两侧第 10 对肋的最低点和两侧髂前上棘，由此将腹部划分为上、中、下三个区。两条垂直线为通过两侧腹股沟韧带中点的垂线。两条垂直线与两条横线相交，从而将腹上区再分为中间的腹上部和左右季肋部；将腹中区再分为中间的脐部和左右腰部；将腹下区再分为中间的腹下部（耻骨上部）和左右髂部（见图 2-2）。

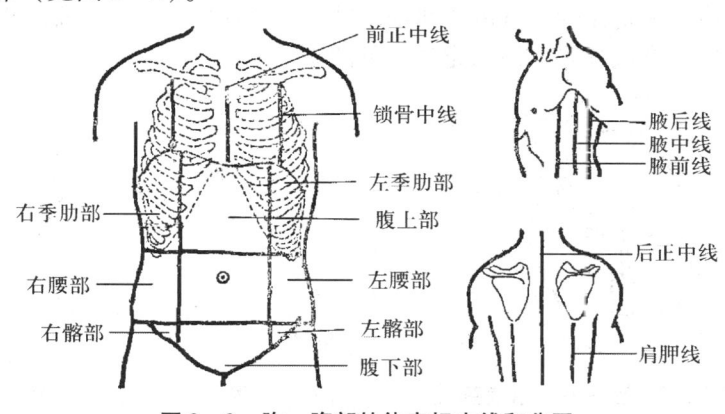

图 2-2 胸、腹部的体表标志线和分区

## 三、人体的薄弱部位

（一）头部的薄弱部位

头部的薄弱部位包括太阳穴、眼、鼻、面三角区、耳门、耳根部、脑枕部、颌下角。

1. 太阳穴

太阳穴在耳廓前面，前额两侧，外眼角延长线的上方，其既是颅骨骨板最薄弱的部位，也是颅顶骨、额骨、颞骨及蝶骨的交汇处。太阳穴深层是大脑颞叶，血管相当丰富，是大脑皮层的位听中枢。太阳穴皮下是三叉神经和睫状神经节的交汇之处，三叉神经传导头部和面部的感觉，是头部最敏感的脑神经（见图2-3）。

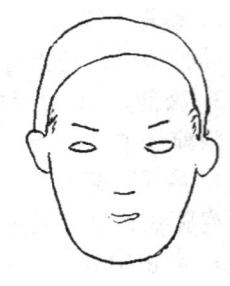

图2-3 太阳穴示意图

2. 眼　　睛

眼睛是人体最脆弱的器官，角膜中含有丰富的末梢神经，对外界异物刺激极为敏感。眼球质地脆弱，轻微外力易使其破裂。

3. 鼻、面三角区

面部鼻根以下，鼻尖以上，鼻两侧至嘴角外的三角区域为鼻、面三角区。

鼻部的骨为软骨，结构脆弱；鼻表面和鼻腔内缺乏皮下组织，损伤时疼痛十分剧烈；鼻骨两侧有两块很小的泪骨，泪骨薄而脆，压迫泪骨，鼻翼酸痛。鼻腔周围有很多含气的骨性腔窦（鼻窦），鼻窦外通鼻腔，并与颅腔相通。在鼻、面三角区内，神经、血管分布极为丰富，尤其是静脉血管较多（见图2-4）。

4. 耳　　门

耳既是听器又是位器，打击耳部轻则可以击穿耳膜、损害平衡机能，重则使人昏迷或造成脑脊液耳漏，使人毙命（见图2-5）。

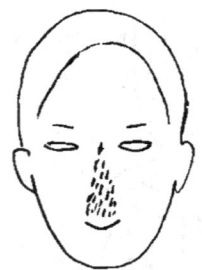

图2-4 鼻、面三角区示意图

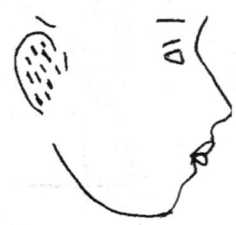

图2-5 耳门示意图

5. 耳根部

耳根部，即耳垂后根部，在耳垂后，下颌角以上，颞骨乳突以下的凹陷处。耳根部靠近颅腔底部及颅底与脊柱深层的颅腔内，是脑干与脊髓的连接部位，称为延髓。耳根部皮下缺少皮下组织、肌肉，皮肤极薄（见图2-6）。

6. 脑枕部

脑枕部，是指后脑枕骨粗隆上下这一部位。脑脊液在后脑的缓冲余地较小，分流效果较差。此处对外力冲击的缓冲能力较差，外力作用易成脑震荡和对冲性损伤（见图2-7）。

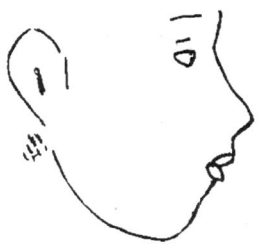
图2-6 耳根部示意图

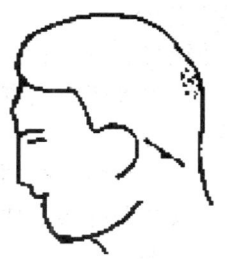
图2-7 脑枕部示意图

7. 颌下角

颌下角,又称颌下三角区,是指下颌底部的下颌骨下缘与下颌支前缘及上部颈根之间围成的一个三角区。打击颌下角可直接形成颅底部损伤(见图2-8)。

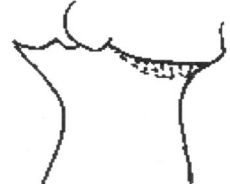
图2-8 颌下角示意图

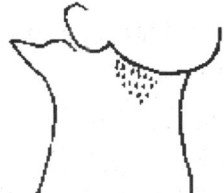
图2-9 颈侧颈动脉三角示意图

(二)颈部的薄弱部位

颈部上连头部,下连躯干,是人体重要的神经通道、呼吸通道和血液循环通道。颈部有很多要害器官,包括颈后枕下三角区、颈侧颈动脉三角、迷走神经、颈前喉结和咽喉。

1. 颈后枕下三角区

颈后枕下三角区,是指颈后发际以上,枕骨粗隆以下,颅、颈交界的部位,深层为脑干。颈椎受牵引后易产生骨折、脱位等。颈后枕下三角区内有两条重要的动脉血管——椎动脉和枕动脉。椎动脉沿颈椎上行,经枕骨大孔入颅腔,向颅内供血。

2. 颈侧颈动脉三角

颈侧颈动脉三角位于胸锁乳突肌前缘的颈内三角中,颈动脉鞘与颈侧颈动脉三角接近皮下,颈总动脉在此处分支为颈内动脉和颈外动脉。颈总动脉向上分支的部位,距喉结左右5~6厘米处有一压力感受装置,叫颈动脉窦。在正常情况下,它不断感受血压的变化,传递神经冲动入延髓,刺激迷走神经中枢,使心跳变慢或变快,维持血压相对稳定。颈动脉窦对外界压力十分敏感,受到2千克压力,就可能导致反射性心跳停止(见图2-9)。

### 3. 迷走神经

迷走神经与颈总动脉平行排列，起始于延髓呼吸和心跳中枢，下至肺和心脏，对心脏和呼吸产生双重抑制作用。

### 4. 喉　　结

成年男性的喉结，在颈部正中，突出于皮下，是肺脏与外界进行气体交换的通气要道。喉结上有喉上神经等迷走神经分支。

### 5. 咽　　喉

咽喉在颈部前面，两锁骨内侧，胸骨柄上缘的一凹陷处，内有下行的无名静脉、气管、食道、膈神经及迷走神经分支。此处受打击，可使无名静脉、气管、迷走神经和膈神经同时受到压迫，并可因呼吸受阻、静脉回流受阻、脑缺氧和神经反射作用，引起窒息或昏迷。

## （三）胸部的薄弱部位

胸部的薄弱部位有胸壁心前区和胸壁心后区。

### 1. 胸壁心前区

胸壁心前区是心脏在体前的投影位置，处于第4～7对肋间偏左的肋骨和肋软骨的交界部位，肋骨前、后端固定，活动度很小，缓冲力极差，易发生骨折，是整个胸壁最薄弱的部分。暴力打击此部位也易造成心脏的震荡（见图2-10）。

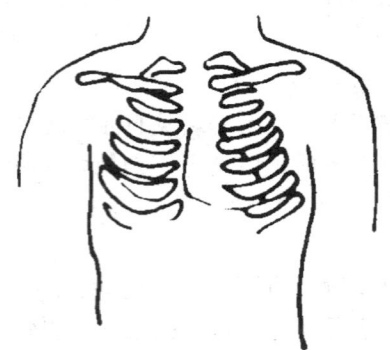

图2-10　胸壁心前区示意图

### 2. 胸壁心后区

胸壁心后区是心脏在后胸壁的投影，处于后胸两肩胛骨之间，第5～8对肋骨偏左的部位。胸壁心后区内的脊髓胸段是交感神经的低级中枢部位。

## （四）腰腹部的薄弱部位

腰腹部，是指胸腔以下的躯干部位。腰腹部的薄弱部位与腹腔脏器有一定的关系，包括腹前三角区、左软肋、右软肋、腰肾部、腰椎和会阴。

1. 腹前三角区

腹前三角区，是指在上腹部中区，胸骨剑突以下，两侧肋弓由上向下、由内向外斜行，形成的以两侧肋骨边缘为界，下口开放的三角区。腹部神经极为丰富，交感神经和副交感神经形成很多神经丛，打击此部位可使人产生剧痛，不能呼吸和直立，并导致腹肌痉挛、瘫倒甚至昏迷。紧贴于腹壁的是胃，胃的血管十分丰富，受打击易出血。胃上壁分布有迷走神经和腹腔神经丛，暴力击打此部位不仅会产生剧痛，还可反射性引起心、肺活动障碍。在胃充盈时，打击此部位易造成胃破裂。

2. 左软肋

左软肋，是指上腹部脾区，即上腹部左侧肋弓处。脾是腹腔内最脆弱的器官，遭打击最易破裂。同时，由于它储存血液，破裂后致人很快失血死亡。

3. 右软肋

右软肋，是指上腹部肝区，即上腹部右侧肋弓处。肝脏质脆易破裂，仅次于脾脏。

4. 腰肾部

腰肾部，是指腹后壁肾区，其范围在腹后壁、脊柱两侧，上至第 11 对肋缘，下至髂骨嵴。打击腰肾部可造成肾挫伤、肾破裂或肾蒂撕裂。

5. 腰　椎

腰椎，即脊柱腰段，在胸椎和骶椎之间。胸椎活动度小，腰椎活动度大，彼此形成明显反差，此连接部最薄弱，打击此部位易造成上位腰椎骨折或脱位，导致下肢瘫痪。

6. 会　阴

狭义的会阴，是指肛门与外生殖器之间的部位。此处不仅有生殖器，而且神经血管分布极为密集。男性会阴被击打后易造成睾丸破裂，并导致疼痛、休克甚至死亡；女性会阴被击打后，易致外阴出血，并导致剧痛、休克。

（五）上下肢的薄弱部位

1. 锁　骨

锁骨是一根 S 形长骨，横架于胸骨和肩胛骨之间，骨体两端固定，中间悬空。中段较薄弱，易骨折。

2. 肱　骨

上壁肱骨为典型的管状长骨。其上端较粗，为圆形，中段 1/3 以下逐渐变细，下端变薄，并稍向前倾斜。肱骨 1/3 处和下端是最薄弱的部位。

3. 前臂骨

桡尺骨中段为薄弱部位。

4. 胫　　骨

胫骨中段 1/3 处最为细弱。

5. 肩 关 节

肩关节是全身灵活性最大、稳定性最差、最不牢固的关节。对旋转的抵抗力较差。

6. 肘 关 节

肘关节结构复杂，是一个比较脆弱的关节。

7. 腕　　部

腕部桡骨下端皮下几毫米处有桡动脉，锐器作用此处，可造成桡动脉破裂失血。

8. 腹 股 沟

大腿内侧腹股沟处是下肢神经和血液循环的重要通路。锐器作用此处，可能伤及腹神经或股动脉、股静脉。

## 四、各系统解剖组成与功能

### （一）运动系统

运动系统由骨、骨连结和骨骼肌三种器官组成。

1. 骨

正常人体的骨共有 206 块，分为长骨、短骨、扁骨和不规则骨。骨由骨膜、骨质和骨髓构成。在骨的内、外表面都覆盖着由致密结缔组织所构成的纤维膜，分别为骨内膜和骨外膜。骨质是骨的主要成分，有骨松质和骨密质。骨密质分布于骨的表面，骨松质分布于骨的内部。骨髓由多种类型的细胞和结缔组织构成，其中分布着丰富的血管。

骨膜覆盖于骨的内、外表面，由致密结缔组织构成，骨外膜很坚韧，富有血管、神经和淋巴管，对骨的营养、新生和感觉有重要作用。其内层细胞在幼年时期非常活跃，能进行分裂繁殖，并分化为成骨细胞，直接参与骨的生成；到成年后转移为静止状态，但它终生保持分化能力，如骨折时，又可重新分化为成骨细胞，形成骨痂，愈合折端。骨内膜为一薄层结缔组织膜，除衬在骨髓腔面外，还覆于哈弗氏管内以及骨小梁表面。

骨具有很大的硬度和一定的弹性，成人的股骨能承受 263～400 千克的压力，肱骨能承受 174～276 千克的压力。骨的这种物理特性是由骨的化学成分决定的。成年人骨中有机质占 1/3，无机质占 2/3。有机质主要是胶原纤维，无机质主要为骨盐。骨的化学成分和物理性质随年龄的增长而变化。儿童骨中有机质较多，故弹性大而硬度小，容易变形；而老年人骨中的无机质较多，弹性小，硬度大，容易骨折（见图 2-11-1、图 2-11-2）。

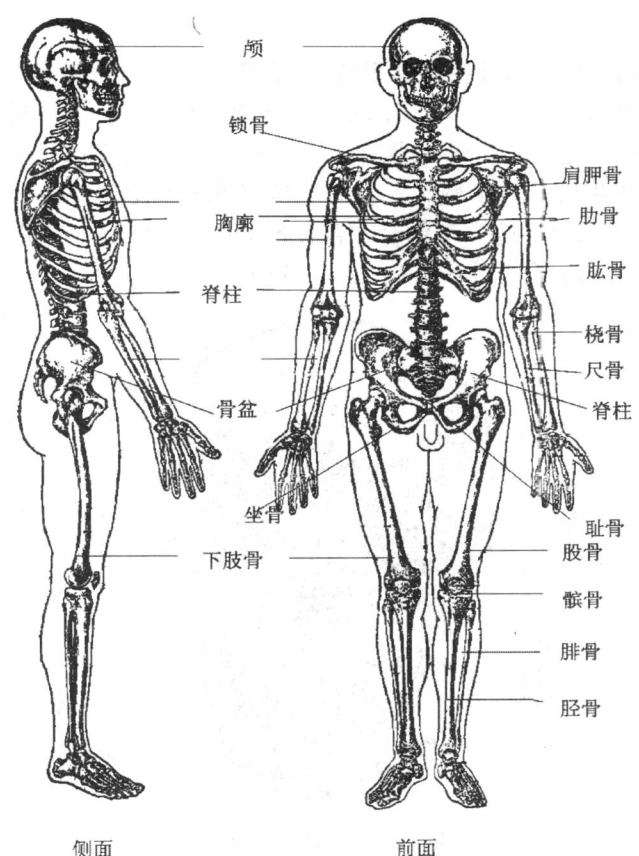

图 2-11-1 人体骨骼

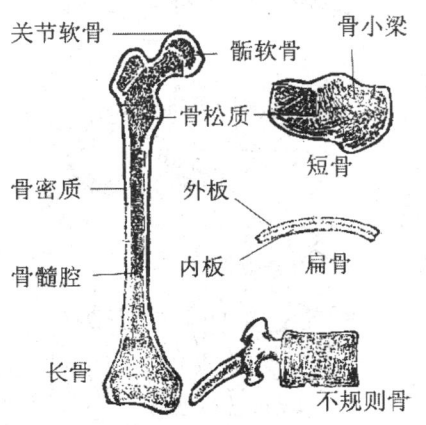

图 2-11-2 骨的内部结构

2. 骨 连 结

骨与骨之间借纤维结缔组织（韧带）、软骨或骨组织相连结。

（1）颅骨及其连结。颅骨有 23 块，除下颌骨和舌骨外，彼此都是借缝或软骨牢固地结合在一起，对头部的器官起着支持和保护的作用。颅骨分脑颅和面颅，其中，脑颅 8 块，包括额骨、枕骨、蝶骨和筛骨各 1 块，顶骨和颞骨各 2 块；面颅 15 块，包括犁骨、下颌骨和舌骨各 1 块，上颌骨、鼻骨、泪骨、颧骨、下鼻甲及腭骨各 2 块（见图 2 - 12、图 2 - 13）。

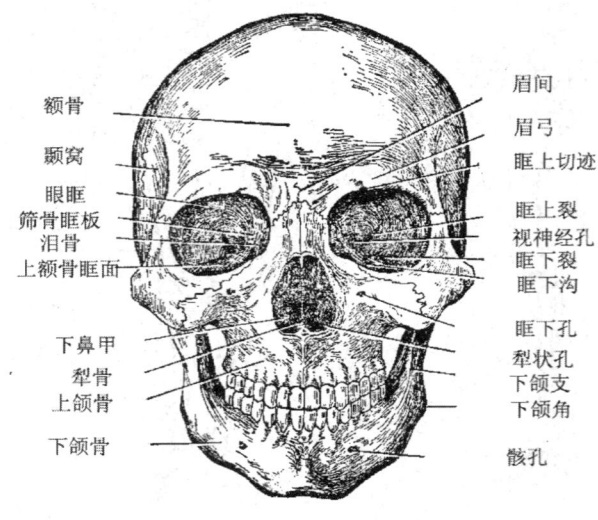

图 2 - 12　颅骨的前面观

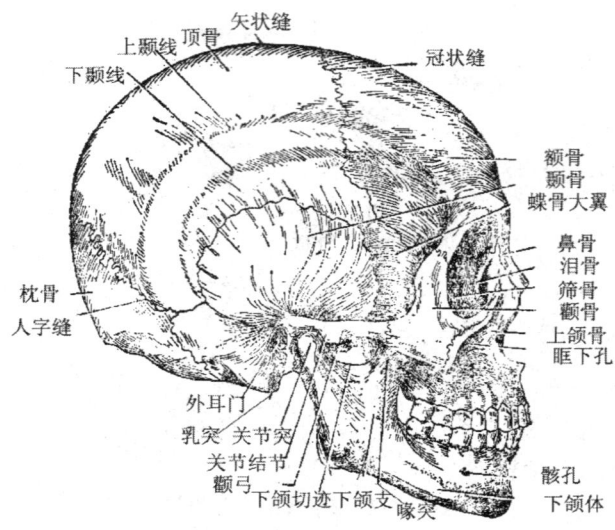

图 2 - 13　颅骨的侧面观

(2) 躯干骨及其连结。躯干骨包括脊柱和胸廓两部分。脊柱由椎骨及其椎间盘、椎骨间韧带、椎间关节构成。成年人的脊柱由7块颈椎、12块胸椎、5块腰椎、1块骶骨和1块尾骨组成。胸廓包括胸椎、肋骨和胸骨。肋骨为12对,成弓状,前端借助软骨与胸骨相连。胸骨为长方形扁骨,自上而下可分为胸骨柄、胸骨体和剑突三部分。

(3) 四肢骨及其连结。上肢骨包括肱骨、前臂的尺骨、桡骨和手骨。手骨包括腕骨(8块)、掌骨(5块)和指骨(14块)(见图2-14)。上肢骨靠锁骨和肩胛骨与躯干相连。

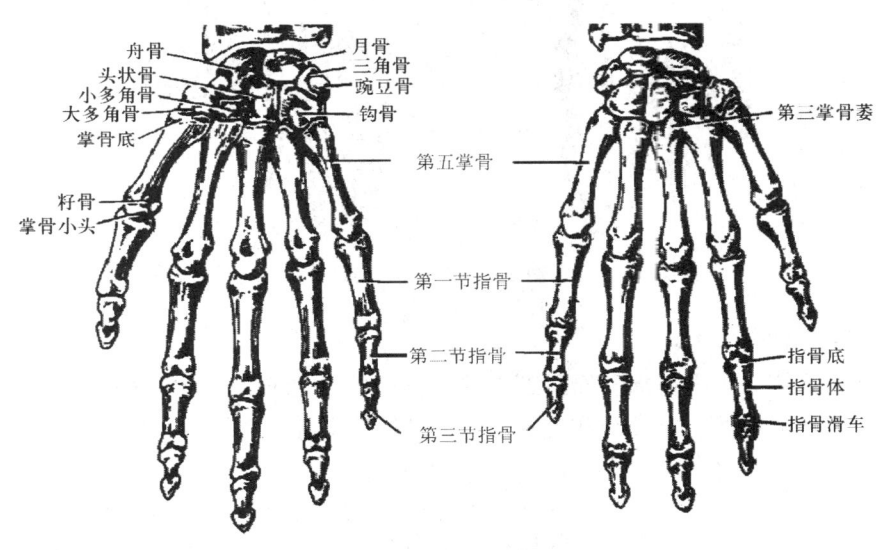

图2-14 手　骨

下肢骨包括股骨、髌骨、小腿的胫骨、腓骨和足骨。足骨包括跗骨(7块)、跖骨(5块)和趾骨(14块)(见图2-15)。下肢骨靠骨盆与躯干骨相连,骨盆由骶骨、尾骨和左右髋骨连结而成。髋骨包括髂部、耻骨联合部和坐骨三部分。

3. 骨骼肌

人体约有600块骨骼肌,每块由肌腹和肌腱构成,附着于骨的表面,收缩时引起关节的运动。

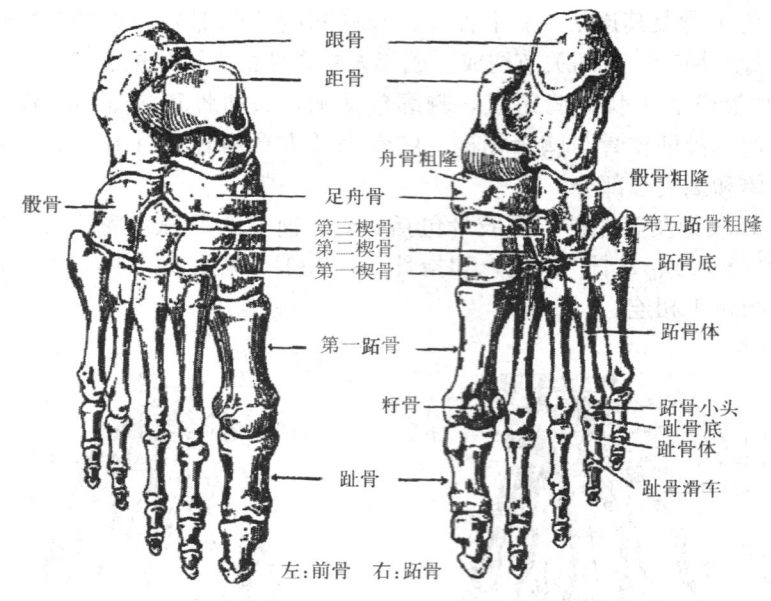

图2-15 足 骨

## （二）神经系统

神经系统分为中枢部和周围部。中枢部包括脑和脊髓，也称中枢神经系统。周围部包括脑神经、脊神经和内脏神经，又称周围神经系统。

1. 中枢神经系统

（1）脑。位于颅腔内，由大脑、间脑、中脑、脑桥、延髓和小脑组成，分左右两个半球。间脑、中脑、脑桥和延髓合称脑干，间脑包括丘脑和下丘脑。大脑外为皮质、内为髓质，皮质上有高级中枢，脑干上有生命中枢（见图2-16）。

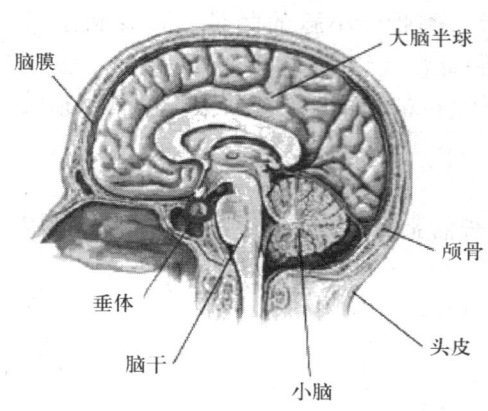

图2-16 脑组成示意图

（2）脊髓。位于椎管内，通过枕骨大孔与延髓相连。

2. 周围神经系统

（1）脑神经。脑神经有12对，包括嗅神经、视神经、动眼神经、滑车神经、三叉神经、展神经、面神经、前庭蜗神经、舌咽神经、迷走神经、副神经、舌下神经（见图2-17）。

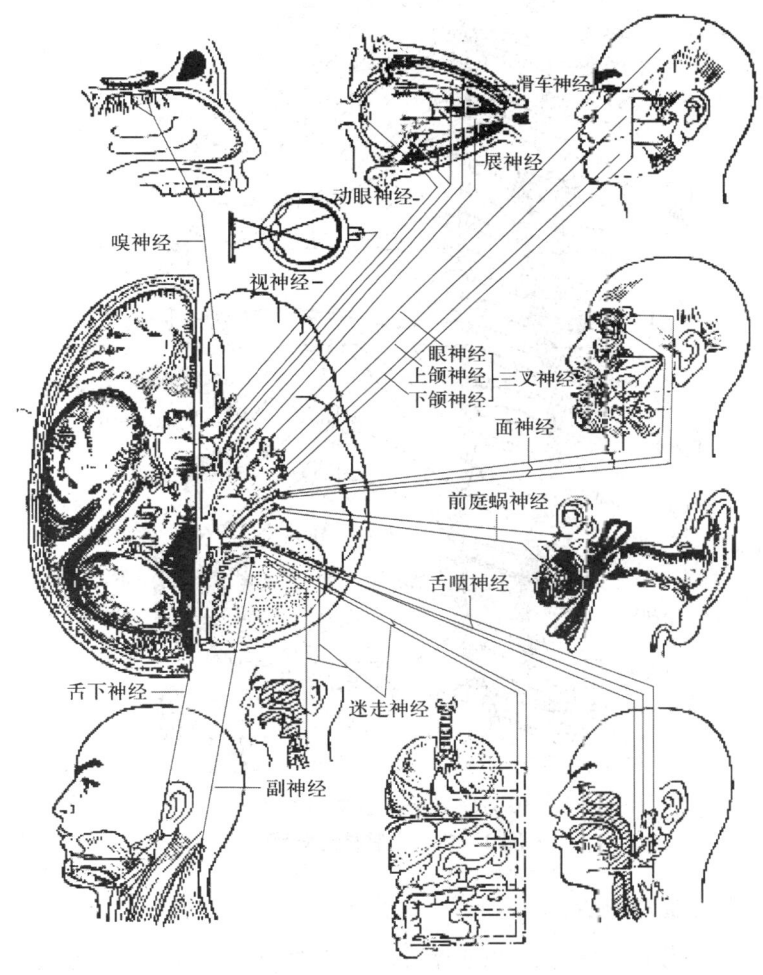

图2-17　脑神经概观

（2）脊神经。连结于脊髓的神经共31对，其中颈神经8对、胸神经12对、腰神经5对、骶神经5对和尾神经1对。

（3）内脏神经。分布于内脏器官、心血管及腺体的神经为内脏神经，包含感觉神经和运动神经两种成分。内脏神经又称植物神经或自主神经，可分为交感神经和副交感神经（见图2-18）。

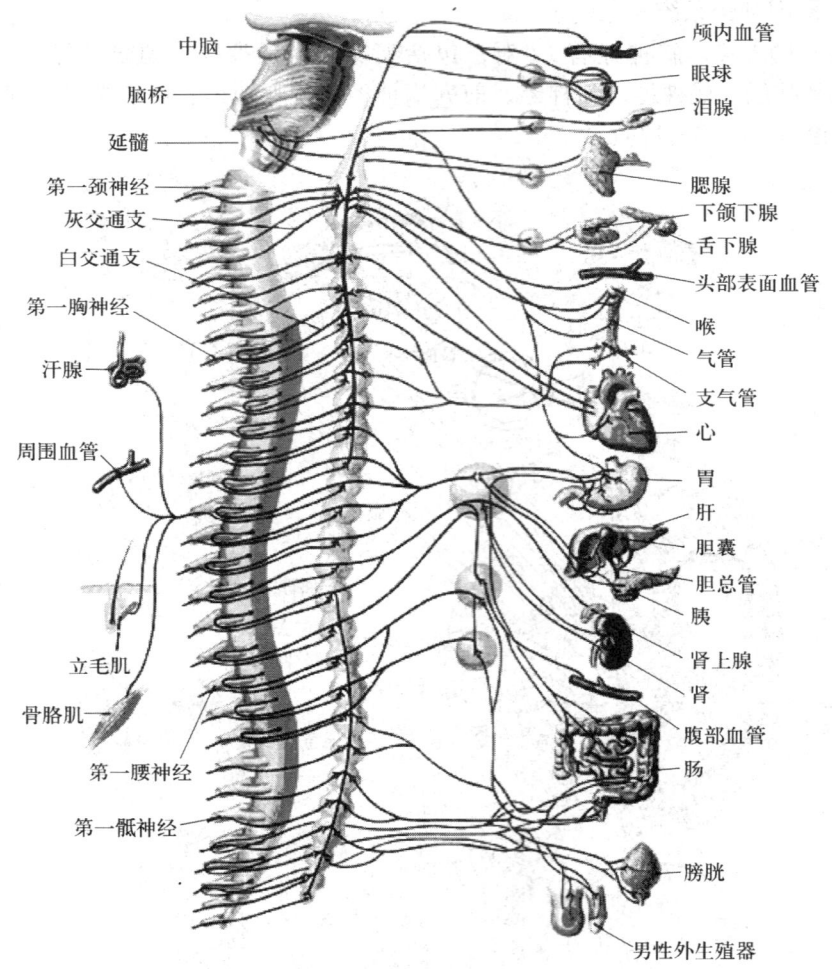

图2-18　内脏神经概观

**（三）血液循环系统**

血液循环系统由一系列连续的密闭式管道所组成，分为心血管系统和淋巴系统。

1. 心血管系统

心血管系统包括心脏、血管以及其中的血液。

（1）小心脏。心脏位于胸腔内，外面包以心包，共分四腔，左侧为左心房和左心室，右侧为右心房和右心室（见图2-19、图2-20），同侧的房室借房室口相通，但左右侧不相通。心房接受静脉，心室发出动脉。在房室口和动脉口处有瓣膜，保证血液向一个方向流动。

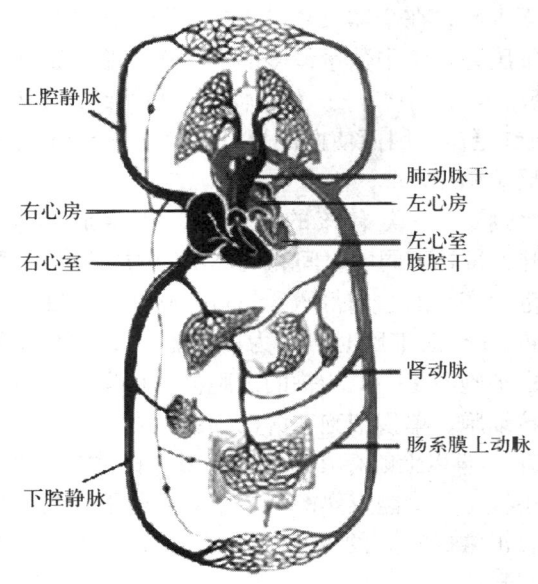

图 2-19 血液循环模式图

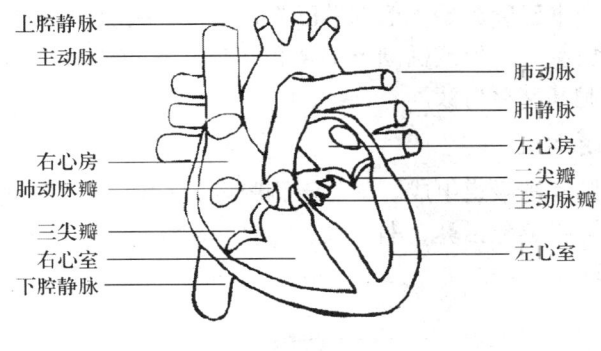

图 2-20 心脏模式图

（2）血管。血管分为动脉血管、静脉血管和毛细血管。

（3）血液。血液是一种流体组织，充满心血管系统，在心脏的推动下不断循环流动。如果流经体内任何器官的血流量不足，均可能造成严重的组织损伤；人体大量失血或血液循环严重障碍，将危及生命。血液由血浆和血细胞组成。1升血浆中含有 900~910 克水（90%~91%）、65~85 克蛋白质（6.5%~8.5%）和 20 克低分子物质（2%），低分子物质中有多种电解质和小分子有机化合物，如代谢产物和其他某些激素等。血细胞包括红细胞、白细胞和血小板三类细胞，它们均起源于造血干细胞，在个体发育过程中，造血器官有一个变迁的程序。

①红细胞。红细胞是血液中数量最多的一种血细胞。正常男性每微升血液中平均约500万个（$5.0\times10^{12}$个/升）；女性较少，平均约420万个（$4.2\times10^{12}$个/升）。红细胞含有血红蛋白，因而使血液呈红色。正常红细胞呈双凹圆碟形，平均直径约8微米，周边稍厚。

②白细胞。白细胞是一类有核的血细胞。正常成年人的白细胞总数是4000～10000个/微升，每日不同的时间和机体不同的功能状态下，白细胞在血液中的数目是有较大范围变化的。当每微升超过10000个白细胞时，称为白细胞增多；而每微升少于4000个白细胞时，称为白细胞减少。机体有炎症时常出现白细胞增多的现象。白细胞不是一个均一的细胞群，根据其形态、功能和来源部位可以分为三大类：粒细胞、单核细胞和淋巴细胞。有一半以上白细胞存在于血管外的细胞间隙内，有30%以上贮存在骨髓内，其余的才是在血管中流动的。

③血小板。血小板是从骨髓成熟的巨核细胞脱落下来的小块胞质，有维护血管壁完整性的功能。正常成年人的血小板数量是150000～350000个/微升（$150\times10^9$～$350\times10^9$个/升）。

2. 淋巴系统

淋巴系统包括淋巴管道、淋巴器官、淋巴组织以及淋巴液。淋巴管道内流动着透明的淋巴液。淋巴管起始于毛细淋巴管，它位于组织间隙内。淋巴器官包括淋巴结和脾，淋巴结是圆形或椭圆形的灰色小体；脾位于左季肋部，质软而脆，可以制造淋巴细胞和储存血液。

（四）呼吸系统

呼吸系统由肺和呼吸道组成。肺位于胸腔内，右肺三叶，左肺两叶。质地松软而富有弹性。呼吸道包括鼻、咽、喉、气管和支气管等，喉和气管都以软骨作支架（见图2-21）。

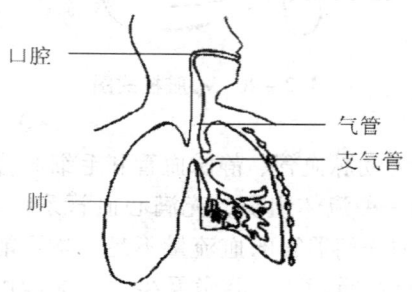

图2-21 呼吸系统模式图

## （五）消化系统

消化系统由消化管和消化腺组成（见图 2-22）。消化管包括口腔、咽、食管、胃、小肠（十二指肠、空肠、回肠）和大肠（盲肠、结肠、直肠）。消化腺有小消化腺和大消化腺，小消化腺散布于消化管各部的管壁内，大消化腺包括三对唾液腺（腮腺、下颌下腺、舌下腺）、肝脏和胰脏。

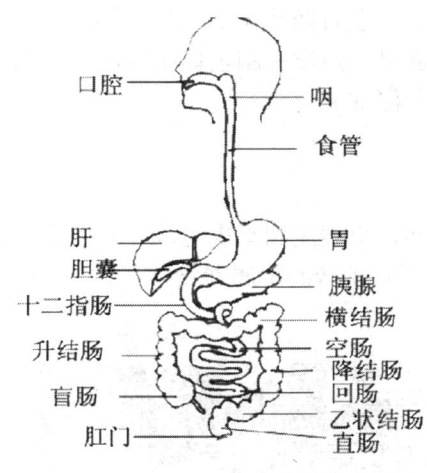

图 2-22　消化系统模式图

## （六）泌尿系统

泌尿系统由肾、输尿管、膀胱和尿道组成（见图 2-23）。

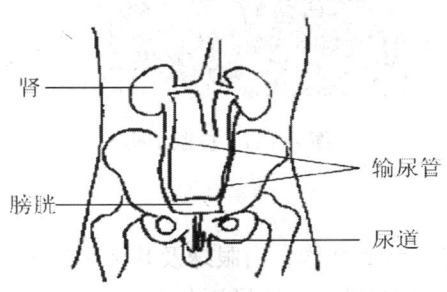

图 2-23　男性泌尿系统模式图

## （七）生殖系统

1. 男性生殖系统

男性生殖系统包括内生殖器和外生殖器。内生殖器为睾丸、附睾、输精管、射精管、尿道、精囊腺和前列腺等。外生殖器为阴囊和阴茎。

2. 女性生殖系统

女性生殖系统包括内生殖器和外生殖器。内生殖器为卵巢、输卵管、子宫、阴道。外生殖器为阴阜、大阴唇、小阴唇、阴蒂和阴道前庭等。

（八）内分泌系统

内分泌系统包括甲状腺、肾上腺、脑垂体、甲状旁腺、松果体、胰岛及性腺等。甲状腺位于颈前区，分左右两叶及中间的峡部；肾上腺位于肾上端，左右各一，左侧呈半圆形，右侧呈三角形；脑垂体呈椭圆形，位于垂体窝内，分前叶和后叶；胰岛是胰腺的内分泌部分。

（九）感觉器官

1. 皮　　肤

皮肤被覆于人体表面，由表皮和真皮组成，真皮之下为皮下组织。毛发、汗腺、皮脂腺和指（趾）甲是皮肤的附属器官（见图2－24）。

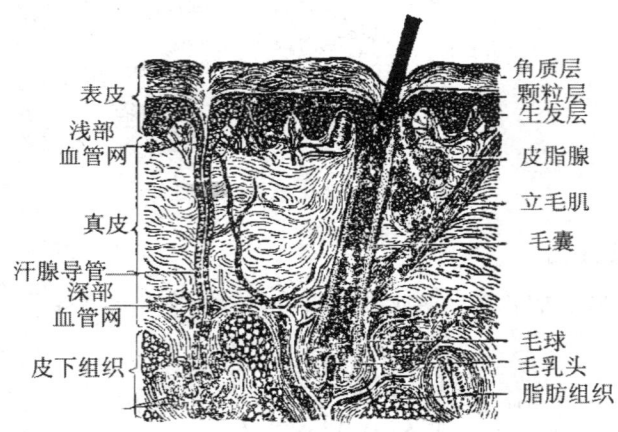

图2－24　皮肤结构

2. 视　　器

视器是人体感受光刺激的结构，由眼球及其附属装置两部分组成。

（1）眼球是视器的主要部分，外形近似球状，位于眼眶内，后端由视神经直接连于间脑。眼球由眼球壁和折光装置组成。眼球壁包括外膜（角膜、巩膜）、中膜（虹膜、睫状体、脉络膜）、内膜（虹膜部、睫状体部、视部）。其中，内膜也称视网膜。折光装置包括角膜、房水、晶状体和玻璃体。

（2）眼的附属装置包括眼睑、结膜、泪器和眼肌（见图2－25）。

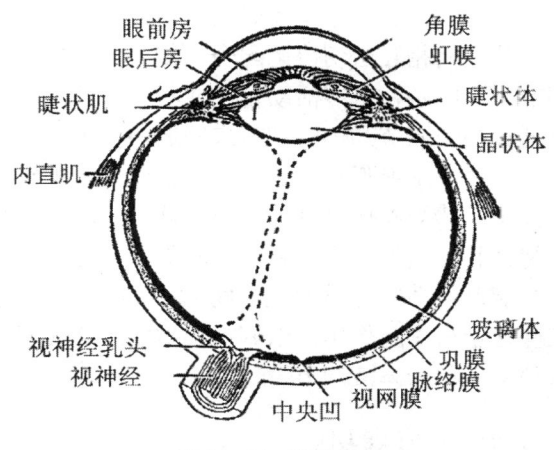

图 2-25 眼球结构

3. 位听器

位听器包括感受声波的听觉器和感受机体位置变化的位觉器,可分为外耳、中耳和内耳三部分。外耳包括耳廓、外耳道和鼓膜三部分;中耳包括鼓室、咽鼓管和乳突三部分;内耳位于颞骨岩部的骨质内,又称迷路,由前向后依次为耳窝、前庭和半规管。

# 第二节 生理学知识

## 一、基本的生命活动

生命现象的基本特征就是新陈代谢、兴奋性、适应性、生长和生殖。

新陈代谢包括物质代谢和能量代谢两个方面,是生命最基本的特征,反应在宏观上就是呼吸和血液循环的存在。机体一方面把从外界环境中摄入体内的营养物质综合成自身的物质,或暂时储存起来;另一方面将组成自身的物质或储存于体内的物质分解,并把分解产物排出体外。兴奋性,也称应激性,是指一切活组织或细胞,当其周围条件迅速改变时,有发生反应的能力或特性。活组织在接受刺激而发生反应时,有两种表现:一种称为兴奋,是由相对静止状态转变为显著活动状态,或由活动弱变为活动强;另一种称为抑制,是由显著活动状态转变为相对静止状态,或由活动强变为活动弱。适应性,是指当环境发生改变时,机体或其部分组织的机能与结构也将在某种限度内随着发生相应的改变,以求与所在环境保持动态平衡。生长和生殖是新陈代谢的具体表现。

机体内各器官、系统各自进行着各种生理活动,而机体内、外环境经常处于变动中，因此，机体内必须具有一整套精确的调节机构，用以不断地调节体内各器官、系统的活动，使它们相互密切协调配合，使机体形成一个统一的整体；同时，也要不断地调节机体的各种机能活动，以便与内、外环境的变化相适应。这种调节作用主要是通过神经调节和体液调节来完成的。神经调节通过神经系统来实现，结构基础是反射弧。反射弧包括感受器、效应器、神经中枢、传入神经和传出神经五部分。其中，感受器接受刺激；效应器产生反应；神经中枢位于中枢神经系统内；传入神经和传出神经为将感受器和效应器与神经中枢联系起来的通路。机体的某些细胞能产生某些特异性化学物质（如激素），通过血液循环输送到全身各处，对某些特定组织起作用，以调节机体的新陈代谢、生长、发育、生殖等机能活动，这种调节称为体液调节。

## 二、各种系统的主要生理功能

机体活动状态可以发生改变，这就是反应；引起这种变化的任何环境因子都叫刺激；由于刺激产生的反应叫做兴奋。欲引起组织兴奋，必须使刺激达到一定程度并保持一定时间，同时还要有一定的强度变化速率。兴奋的过程就是产生冲动的过程，而冲动是一种生物电的变化。几乎所有生理功能的实现都同时伴有生物电的变化。神经纤维之间、神经纤维与肌纤维之间靠突触相接，神经纤维间的介质是一些特殊的蛋白质；而神经纤维与肌肉之间传递信息的递质是乙酰胆碱。信息传递中消耗的能量来源于三磷酸腺苷的分解。

来自于机体内外的各种刺激通过感觉神经传递到中枢神经系统，经识别后发生新的生物电信号，经传导作用于肌肉纤维上，使其产生一定的收缩，进而完成人体的各种运动。这些运动包括两个方面，即高级神经中枢支配的活动和低级神经中枢支配的活动。前者主要是意识支配的高级活动，如思维、记忆、语言等；后者指自主活动，如呼吸、心跳、胃肠蠕动等。

### （一）神经系统的生理功能

1. 中枢神经系统的生理功能

（1）脊髓的生理功能。脊髓是中枢神经系统的最低位中枢。它一方面通过上行和下行的神经束传导感觉和运动的冲动，将躯体各部分组织器官与脑的活动联系起来；另一方面可以完成某些躯体运动和内脏活动的基本的反射活动。

（2）脑干的生理功能。脑干是脊髓与大脑间的上下通路，存在很多反射中枢。延髓内既有调节呼吸和心跳的生命基本中枢，也有调节躯体运动反射的重要中枢；脑桥内存在角膜反射中枢；中脑上丘为视觉反射中枢，下丘为听觉反射中枢，红核为姿势反射的重要中枢。

（3）小脑的生理功能。小脑与低位脑干有双向纤维联系，因此，小脑可调节躯体运动，并与前庭核、红核等共同调节肌紧张和躯体反射活动。小脑与大脑皮质也有双向纤维联系，因此，小脑对随意动作起着调节作用，使动作的力量、快慢与方向得到精确地控制。此外，小脑对植物性反射中枢也有调节作用。

（4）丘脑的生理功能。丘脑是感觉传入（除嗅觉外）冲动传向大脑皮层的中继站，具有粗浅的感觉分析能力。

（5）下丘脑的生理功能。下丘脑的主要生理功能是调节内脏的活动。

（6）大脑皮层的生理功能。大脑皮层是神经系统的最高级中枢，其不同部位具有不同的功能。有管理躯体运动的区域，如中央前回的运动区等；有管理不同感觉的区域，如中央后回的感觉区、颞叶的听区、枕叶的视区等。大脑皮质的边缘叶为调节内脏活动的主要部位。

2. 周围神经系统的生理功能

在大脑的统一控制下，周围神经系统感受体内外各种刺激，调节中枢之外的活动。

### （二）血液循环系统的生理功能

1. 血液的生理功能

（1）运输机能。血液能携带机体所需要的氧、蛋白质、糖类、脂肪、维生素、水和电解质等，并把它们运送到全身各部分的组织细胞。组织代谢的产物也可由血液携带并运送到肺、肾、皮肤和肠管而排出体外。

（2）维持内环境的相对稳定。组织细胞代谢过程中产生的热、水、二氧化碳和其他代谢产物，均不断地排入其周围的组织液中。由于组织液与血浆之间能够进行有效的水分和物质交换，从而维持了内环境的相对稳定。

（3）参与体液调节。体内各内分泌腺分泌的激素，由血液送到全身并作用于相应的靶细胞，改变其活动。所以，血液与机体的体液调节机能是密切相关的。

（4）防御和保护功能。血液中的白细胞对于外来微生物和体内坏死组织具有吞噬分解作用；在血浆中含有各种免疫物质，能够对抗或消灭外来的细菌和毒素，使肌体免于发生传染性疾病；当机体受损伤而出血时，血液能够在伤口外凝固，防止继续出血。

2. 心血管系统的生理功能

心血管系统的生理功能是使血液更好地完成以上四个功能。心脏的结构，保证了动静脉血不致混合，心脏有节律地舒张与收缩，也保证了血液运输功能的正常进行。血管的收缩与舒张又保证了血液其他功能的完成。

### （三）呼吸系统的生理功能

呼吸系统的主要生理功能就是将外界的氧气运送给机体的组织细胞，同时把组织细胞代谢产生的二氧化碳排出体外。一个完整的呼吸过程包括三个互相联系的环节：一是外呼吸，是指外环境与血液在肺部进行的气体交换，包括肺通气和肺换气两个过程；二是气体在血液中的运输；三是内呼吸，即血液与组织之间的气体交换。整个过程是在呼吸中枢的调节下完成的。

（四）消化系统的生理功能

消化系统的主要生理功能就是把食物中不能渗透的大分子物质水解成简单、可溶的小分子物质，通过血液循环运至全身。

1. 口腔的生理功能

口腔的主要生理功能是咀嚼食物，初步消化食物，消化作用主要靠唾液腺。唾液腺可以分泌大量唾液，唾液为无色无味近中性的分泌物（PH6.6~7.1），其成分与血浆类似。有机物主要为唾液淀粉酶、黏蛋白、球蛋白、氨基酸、尿素等。初步消化后的食物被吞入食道，进入胃里。

2. 胃的生理功能

胃的主要功能是储存食物，将食物研磨，使之与胃液充分混合成半流体状食糜，再以适宜的速率将食糜排到十二指肠以便消化与吸收。

3. 小肠的生理功能

小肠是消化系统中主要的消化和吸收场所。胰腺的导管开口于十二指肠，分泌的胰淀粉酶、胰脂肪酶、胰蛋白酶、糜蛋白酶等都进入十二指肠。

4. 大肠的生理功能

大肠的主要生理功能是吸收食物中的水分。

5. 肝脏的生理功能

肝脏质地较脆，具有消化、吸收、代谢、清除、解毒、造血、排泄等功能。

6. 胰腺的生理功能

胰腺作为消化腺的组成部分，外分泌部分泌多种消化酶，促进大分子物质分解。

（五）泌尿系统的生理功能

泌尿系统的主要部分是肾，肾的基本功能有两个，即泌尿和分泌一些生物活性物质。肾通过泌尿系统排出大量代谢终产物，并能依据机体的情况调节这些物质的排出量，使细胞外液的水分、渗透压、酸碱度和氢离子浓度保持相对恒定。肾还能分泌多种生物活性物质，主要有肾素、红细胞生成酶、维生素 D5 和前列腺素等。

（六）生殖系统的生理功能

1. 男性生殖系统的生理功能

睾丸的曲细精管产生精子，间质细胞分泌睾酮，精子在附睾等器官内进一步成熟。同时，前列腺、精囊、尿道球腺等可分泌一些无色黏液，同精子共同构成精液。

2. 女性生殖系统的生理功能

卵巢是卵子产生的地方，同时也可分泌多种激素，主要是雌激素和孕激素，另外还分泌少量的雄激素以及松弛素和制卵泡素。

### （七）内分泌系统的生理功能

1. 甲状腺的生理功能

甲状腺是人体最大的内分泌腺，主要分泌甲状腺激素。甲状腺激素可以促进组织氧化与产热作用，有助于调节糖类、脂肪和蛋白质代谢，促进生长发育，维持神经系统的兴奋性。

2. 甲状旁腺和甲状腺C细胞的生理功能

甲状旁腺分泌甲状旁腺激素，雌激素加强破骨细胞的活动，使骨组织的钙质进入血液，保持血钙的正常含量；同时，可抑制肾小管对磷的重吸收，从而增加磷的排出。

甲状腺C细胞，即甲状腺的腺泡旁细胞，它分泌降钙素，在甲状旁腺激素和降钙素的共同调节下，细胞外液中钙离子的浓度得以在一定水平上维持相对稳定，使神经、肌肉、内分泌细胞等维持正常的机能。

3. 肾上腺的生理功能

肾上腺皮质分泌盐皮质激素、糖皮质激素和性激素。主要作用是调节水分代谢，维持体内钠、钾的平衡，促进糖和蛋白质的代谢。肾上腺髓质分泌肾上腺素和去甲肾上腺素，肾上腺素可增加心律和心搏出量，增加基础代谢率，但对升高血压作用不显著；去甲肾上腺素对基础代谢、心律和心搏出量作用很小，但可使血压显著升高。

4. 胰岛的生理功能

胰岛分泌胰岛素，胰岛素是促进合成代谢的激素，可促进糖类、脂肪和蛋白质等大分子物质的合成。

5. 垂体的生理功能

腺垂体是体内最重要的内分泌腺，它通过所分泌的各种激素，直接或间接地影响、调节、控制全身的内分泌腺活动。腺垂体分泌的激素有生长素、促甲状腺激素、肾上腺皮质激素、促黑色细胞刺激素、促卵泡激素、黄体生成素及催乳素。腺垂体与下丘脑构成一个紧密联系的功能单位，起着上连中枢神经系统、下接靶腺的"桥梁"作用。神经垂体分泌两种激素：一是加压素；二是催产素。加压素也叫抗利尿激素，主要作用是维持细胞外液渗透压的平衡；催产素可催乳腺射乳，促进子宫收缩。

## （八）感觉系统的生理功能

1. 耳的生理功能

频率在每秒 16000~20000 次的声波经内耳加工，刺激内耳的感受器，从而被转换成听神经纤维上的神经冲动，沿脑神经传至中枢神经系统，在大脑皮质听区引起听觉。

2. 眼的生理功能

外界物体的光线射入眼中，聚焦后在视网膜上成像，光能在视网膜内转化成神经冲动，经视神经传至中枢神经系统，产生视觉。

3. 皮肤的生理功能

皮肤有保护机体、感受刺激、调节体温、分泌和排泄的作用。此外，还有吸收、渗透、参与代谢过程、储存营养和参加免疫等多种生理功能。

# 第三节 病理学知识

## 一、病理学概述

病理学就是应用各种方法研究疾病的原因，在病因作用下疾病发生、发展的过程，以及机体在疾病过程中的功能、代谢和形态结构的改变，阐明其本质，从而认识和掌握疾病发生、发展的规律，为防治疾病提供必要理论的一门科学。

病理学的研究方法多种多样，如尸体剖检、活体组织检查、动物试验、组织培养与细胞培养等。随着自然科学研究方法的不断改善，病理学的研究方法也得到了发展，对疾病的研究程度加深了。各个器官虽然在功能和结构上互不相同，但在各种致病因子的影响下，不同器官却可呈现出同样的基本反应和结构改变，如细胞和组织损伤、损伤的修复、全身及局部血液循环障碍、免疫反应、炎症、休克、遗传与疾病、肿瘤等。

## 二、病理学的基本知识

### （一）损伤与损伤后机体的反应

1. 损　伤

损伤，是指外界致伤因素直接导致机体组织正常结构发生改变的状况。导致损伤的因素多种多样，包括物理的、化学的、生物的、免疫的、遗传的、营养不良的等。

2. 损伤后机体的反应

机体对损伤的反应是生物进化过程中逐渐形成的本能性的防御反应，通过这种反应,机体借以修复创伤,恢复机体内环境的生理稳定性。这种反应分为局部反应和全身反应两种。

(1) 局部反应。局部反应包括出血、充血、凝血、炎症、坏死及修复。

①出血。出血,是指血液(主要指红细胞)从血管或心脏到组织间隙、体腔或身体表面的现象,是损伤局部最直接、最客观、最明显的反应之一。破裂性出血可形成凝血块,透过性出血无此现象。出血量超过全身血量的 $1/3 \sim 1/2$ ,就可因大失血而死亡。

②充血。充血,是指局部组织器官的血管内血液含量比正常含量高的现象,静脉的充血也叫淤血。

③凝血。凝血是一种局部组织血管损伤后的止血反应。

④炎症。炎症是一种重要的机体局部反应。

⑤坏死。坏死,是指机体局部组织细胞的新陈代谢停止、功能完全丧失的状态。坏死包括三种类型:一是凝固性坏死,坏死组织呈灰白色凝固、干燥、坚实的状态。皮肤凝固性坏死常见于烧伤、电击伤;内脏凝固性坏死常见于脾、肾等缺血所致。二是液化性坏死,组织坏死分解呈液化状态,如化脓性炎症时的脓肿、脑组织的软化都属此种类型。三是坏疽,组织坏死后继发腐败菌感染而形成的污黑色特殊形态变化。

⑥修复。修复是坏死的继续,是指局部组织损伤后由周围健康的组织通过细胞分裂增殖以完成修补的过程。有些再生能力强的组织损伤后可完全再生,如结缔组织、小血管、表皮、黏膜、骨骼、周围神经、肝细胞、腺上皮等;有些组织(如平滑肌、横纹肌、心肌等),再生能力较差,往往以瘢痕形式修复。

(2) 全身反应。损伤出现后机体为适应或保护自己,而出现的非特异性全身反应,也称应激反应。这种应激反应有利于提高机体的准备状态,提高机体承受损伤的能力。应激反应的典型征象是出现以交感—肾上腺髓质和下丘脑—垂体—肾上腺皮质轴兴奋为主的神经内分泌反应及一系列伴随的功能代谢改变,如心跳加快、血压升高、肌肉紧张、胃肠松弛、分解代谢加快、血浆中某些蛋白含量升高等。

## (二) 炎　症

1. 炎症的定义

炎症,是指具有血管系统的活体组织对损伤因子所发生的防御反应。在炎症过程中,一方面,损伤因子直接或间接地破坏组织和细胞;另一方面,通过炎症充血和渗出反应,以稀释杀伤和包围炎症因子,同时,通过实质和间质细胞的再生使受损伤的组织得以修复和愈合。因此,可以说炎症是损伤和抗损伤的统一过程。

2. 炎症的表现

（1）局部表现。炎症的局部特征是红、热、肿、疼痛和功能障碍。红、热是由于炎症的局部血管扩张、血流加快所致；肿是由于局部炎症性充血、血液成分渗出引起；由于渗出物质和某些炎症介质直接作用于神经末梢而引起疼痛；基于炎症的部位、性质和严重程度将引起不同的功能障碍。

（2）全身反应。炎症引起的全身反应包括发热和末梢白细胞计数增多。

3. 炎症的分类

炎症以病程为标准可分为两大类，即急性炎症和慢性炎症。

（1）急性炎症。急性炎症起病急骤，持续时间短，可分为浆液性炎、纤维素性炎、化脓性炎和出血性炎。病理改变顺序依次为：①组织受损伤后发生短暂的细动脉收缩，持续几秒钟，而后在炎症介质的作用下，血管扩张，血流加快；②血管继续扩张，血流开始变慢，血浆渗出；③血流变慢，血细胞游到血管外；④红细胞渗出，血浆渗出；⑤白细胞吞噬作用出现。白细胞通常2～12分钟才能完全通过血管壁。炎症发展的不同阶段，游出的白细胞种类也不同。

（2）慢性炎症。慢性炎症可从急性炎症转化而来，也可以其他方式发生，如细胞内感染，病原体毒性不强，但可引起免疫反应；长期受不能降解却有潜在毒性物质的刺激；持续存在的、对抗自身组织的免疫反应及自身免疫性疾病。

（三）休　　克

休克，是指多种病因引起的有效循环血量减少，使组织细胞的血液供应不足，营养物质及氧缺乏、代谢障碍及重要脏器损害为特征的病理综合征。

1. 休克的分类及病因

（1）心源性休克。心源性休克多发生于急性心肌梗塞，也可见于急性心肌炎、急性心包填塞等血管疾病。主要是心脏功能严重障碍而使心排除量急剧下降所致的全身各组织器官血液灌注量不足而发生休克。

（2）低血容量休克。低血容量休克可见于各种原因引起的血液大量丢失和严重失血、失血浆。例如，内出血和外出血，严重呕吐、腹泻及大面积烧伤等，均可引起有效循环血量突然减少而发生休克。

（3）感染性休克。感染性休克多发生于严重感染性疾病，可由细菌和病毒引起。主要是细菌毒素或病毒对心血管系统造成损伤，引起微循环功能障碍，使有效循环血量不足，导致重要脏器的损伤及功能不全，从而发生休克。

（4）过敏性休克。过敏性休克主要由某些药物（如青霉素、链霉素等），或者异体蛋白（如花粉、异体血清等）引起。这些物质进入人体后，引起过敏反应，使血管扩张、通透性增强，血液中液体成分大量进入组织间，导致有效微循环血量急剧下降而发生休克。

（5）神经源性休克。剧烈疼痛、高位脊髓麻醉或损伤等可引起神经源性休克。

2. 休克的表现

（1）早期。休克刚开始时，人体对血容量减少有一定的代偿能力，这时中枢神经系统的反应兴奋性提高，患者表现为精神紧张、兴奋或烦躁不安，血容量减少的症状还不是很明显。随后，患者开始出现皮肤苍白、四肢发冷、呼吸加快、尿量减少、心跳加快、血压偏低或接近正常等症状。如果在休克早期能够及时诊断、治疗，休克很快就会好转；但如果不能及时有效地治疗，休克会进一步发展，进入休克中期。

（2）中期。机体由代偿进入微循环扩张期，精神由兴奋转为抑制，表情淡漠、感觉迟钝、皮肤黏膜由苍白转为发绀，四肢湿冷、呼吸浅促、脉搏细弱、血压进行性下降、脉压差更小、尿量明显减小或无尿，并可出现进行性加重的代谢性酸中毒，表现为反应迟钝、意识模糊、昏迷。

（3）晚期。病人神志不清、无脉搏、无血压、无尿、体温不升、呼吸微弱或不规则、全身有出血倾向（如皮肤、黏膜出现淤血斑）。此外，鼻衄、便血、呕吐、咯血、腹胀，继之出现多脏器功能衰竭而死亡。

（四）缺　氧

氧为生命所必需的重要元素。当组织得不到充足的氧，或不能充分利用氧时，组织的代谢、功能、形态结构都可能发生异常变化，这一病理过程称为缺氧。成年人每分钟需氧量是250毫升，而体内储存的氧仅为1.5升，因此，一旦呼吸、心跳停止，数分钟内就可能死于缺氧。氧的获得和利用是个复杂的过程，包括外呼吸、气体的运输和内呼吸，任一环节出现问题都会使体内缺氧。

1. 缺氧的分类

（1）低张性缺氧。低张性缺氧的主要特点为动脉血氧分压降低，组织供氧不足。低张性缺氧的原因有三：一是吸入氧气分压过低，多发生在海拔3000米以上的高原或高空，也可发生于通风不良的矿井、坑道，以及吸入惰性气体或麻醉药过度稀释的空气；二是外呼吸功能障碍（即肺通气或换气功能障碍）；三是静脉血分流入动脉，多见于先天性心脏病。

（2）血液性缺氧。血液性缺氧是由于血红蛋白数量减少或性质改变，以致血氧含量降低或血红蛋白结合的氧不易释放所引起的组织缺氧，也称为等张性低氧血症。血液性缺氧的原因有四：一是贫血；二是一氧化碳中毒；三是高铁血红蛋白血症，如亚硝酸盐中毒等；四是血红蛋白与氧的亲和力异常增强。

（3）循环性缺氧。循环性缺氧是由于组织血流量减少而使组织供氧量减少所引起的缺氧。循环性缺氧的原因有二：一是全身性循环性缺氧，常见于休克和心力衰竭；二是局部性循环性缺氧，常见于栓塞、血管病变，如动脉粥样硬化、脉管炎或血栓等。

（4）组织性缺氧。组织性缺氧是组织、细胞利用氧异常引起的缺氧。组织性缺氧的原因有四：一是组织中毒，如氰化物、硫化物、磷等中毒；二是细胞损伤，如大量放射线照射、细菌毒素等作用；三是呼吸合成酶障碍；四是组织需氧过多，如冠心病患者运动或情绪激动。

2. 缺氧窒息的表现

缺氧窒息可损伤组织、细胞、器官，也可发生功能障碍甚至衰竭。

（1）神经系统功能障碍。神经系统功能障碍主要表现为：①急性缺氧时，可引起头痛，情绪激动，思维力、记忆力、判断力降低或丧失，以及运动不协调等；②慢性缺氧时，则有易疲劳、嗜睡、注意力不集中及精神抑郁等症状；③严重缺氧时，可导致烦躁不安、惊厥、昏迷，甚至死亡。

（2）外呼吸功能障碍。急性低张性缺氧时，可在1~4天内发生肺水肿，表现为呼吸困难、咳嗽、血性泡沫痰、肺部有湿性罗音、皮肤粘膜发绀等。

（3）循环系统功能障碍。严重的全身性循环性缺氧时，心脏可受累，心肌的收缩和舒张能力降低，心律失常，回心血量减少，甚至发生心力衰竭。

## 第四节 正确判断伤病情

在意外伤害的事故现场，作为参与救护的人员不要被当时混乱的场面和危急的情况所干扰，应该沉着、镇静地观察伤病者的伤病情，在短时间内作出伤病情判断，本着先抢救生命后减少伤残的急救原则，先对伤病者的生命体征进行观察判断，包括神志、呼吸、脉搏、心跳、瞳孔、血压（但在急救现场一般无条件测量生命体征），然后再检查局部有无创伤、出血、骨折畸形等变化。

### 一、检　查

（一）检查神志是否清醒

神志是否清醒，是指伤病者对外界的刺激是否有反应。可以通过大声呼喊伤病者、敲打伤病者脸颊或拧伤病者手脚等方法进行判断。如果伤病者毫无反应为神志不清或消失，预示着伤病情严重，此时要使伤病者的呼吸道保持畅通，谨防窒息；如果伤病者神志清醒，应尽量记下其姓名、住址、受伤或发病的时间、经过等情况。

（二）检查呼吸是否正常

正常的呼吸运动是通过神经中枢调节的有规律的运动。正常人每分钟呼吸15~20次，病情危重时出现鼻翼翕动、口唇紫绀、张口呼吸等呼吸困难的表现，并有呼吸频率、深度、节律的异常，甚至时有时无。检查呼吸是否正常，可以观察其胸壁是否有上下起伏活动，也可将手掌心或耳朵贴在病人的鼻腔或口腔前，体察是否有气流进出，或者用薄纸片、棉花丝或餐巾纸放在伤病者的鼻腔或口腔前，看看是否随呼吸来回摆动（见图2-26）。通过以上方法检查，如无迹象或喘息式呼吸，可以初步判定呼吸已经停止或异常，必须马上做心肺复苏抢救，并根据具体情况判断呼吸停止的主要原因。

检查气道（包括口腔），如果有明显异物（如松脱的假牙、食物或呕吐物等），可用手指钩出（见图2-27）。

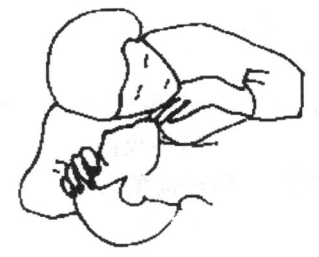
图2-26 检查呼吸

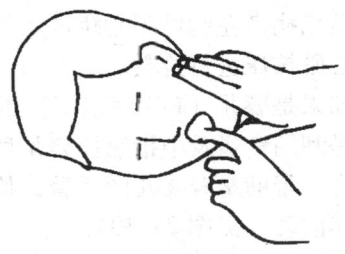
图2-27 清理口腔异物

如果伤病者意识不清，喉部肌肉就会松弛，舌肌就会后坠，阻塞喉咙及气道，使呼吸时发出响声（如打鼾声），甚至不能呼吸。因舌肌连接下颚，如果将下颚托起，可将舌头拉前上提，防止气道阻塞。同时，应选择正确的方法使气道畅通。在颈椎未受伤的前提下，常用压额提颏法，即用一只手按压伤病者的前额，使头部后仰，同时用另一只手的食指及中指将下颏托起。如果怀疑伤病者头部或颈部受伤，须首先固定颈椎。此时，压额提颏法可能会移动颈椎，增加脊髓神经受伤的可能，所以要用创伤推颌法来畅通气道，即将颈部固定在正常位置，并同时用双手手指托起下颌角；还可以用仰头抬颈法，即一手上抬颈部，一手下压额头打开呼吸道（见图2-28）。

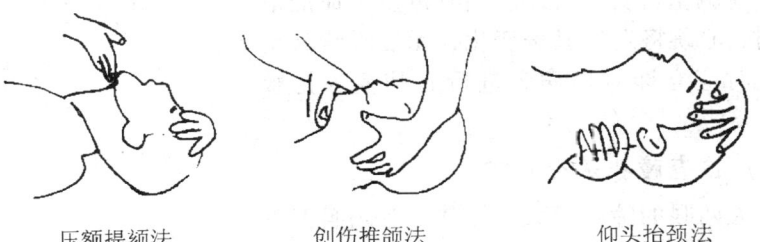

压额提颏法　　　创伤推颌法　　　仰头抬颈法

图2-28 检查及打开呼吸道

### （三）检查脉搏是否正常

脉搏，即动脉血管随着心脏节律性的收缩和舒张引起血管壁相应地出现扩张和回缩的搏动。手腕部的桡动脉、颈部的颈动脉、大腿根部的股动脉是最容易触摸到脉搏跳动的地方。正常成年人心率为60~100次/分，大多数为60~80次/分，女性稍快。一般以手指触摸脉搏即可知道心跳次数。手指触摸脉搏的方法是：用食指和中指轻轻触及伤病者手腕桡侧的动脉；如果感觉不清楚，可以触摸伤病者的颈动脉（见图2-29）。对于危重伤病者，在无法摸清脉搏时，可将耳紧贴伤病者左胸壁听心跳。如果脉搏消失、呼吸停止或喘息式呼吸，要马上做胸外心脏按压进行抢救。

如果是婴儿（1周岁以下）因颈部肥短，颈动脉较难触摸，应检查肱动脉。方法是利用食指及中指触摸婴儿身体靠近救助者一侧的上臂中央内侧，并可用拇指配合，帮助拿着婴儿的手臂，检查10秒，同时观察循环征象，如呼吸、咳嗽及肢体活动（见图2-30）。

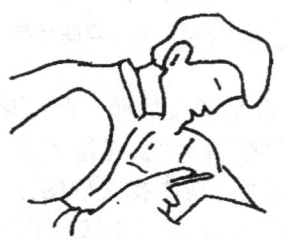

图2-29 检查脉搏

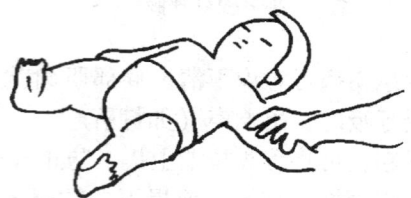

图2-30 检查婴儿脉搏

### （四）检查心跳是否正常

心跳，是指心脏节律性的收缩和舒张引起的跳动。心脏跳动是生命存在的主要征象，将耳紧贴伤病者左胸壁可听到心跳。当有危及生命的情况发生时，心跳将发生显著变化，无法听清甚至停止。此时应立即对伤病者进行心肺复苏抢救（见图2-31）。

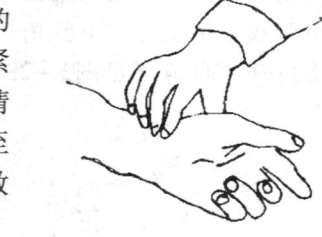

图2-31 检查心跳

### （五）检查瞳孔是否正常

正常人两眼的瞳孔等大、等圆，在光照下迅速缩小。对于有颅脑损伤或病情危重的伤病者，两侧瞳孔可呈现一大一小或散大的状态，并对光线刺激无反应或反应迟钝。

### （六）检查伤病者是否有大出血

大出血时有三种明显症状：第一种症状表现为出血性休克，脸色苍白，出冷汗；第二种症状表现为脉搏弱而快，1分钟120次以上；第三种症状表现为身体奄拉，反应淡漠。大血管破裂和头颅、胸、腹部等的内出血，从外部很难发觉，须马上送医院。

经过上述检查后，基本可以判断伤病者是否有生命危险。如果有生命危险，则立即进行心肺复苏抢救；如果无生命危险，则对伤病者进行包扎、止血、固定等急救。

## 二、复原卧位

如果伤病者意识不清，但有呼吸、脉搏，而脊椎又没有受伤，应将他摆放成复原卧位。这种姿势可防止伤病者舌头后坠，阻塞呼吸道，同时方便分泌物或呕吐物从口腔内流出，降低气道阻塞或吸入异物的危险。

在转动伤病者之前，应先取下他的眼镜，并将身上的物件取出，避免咯着伤病者。复原卧位时，应当注意：

（1）救助者应跪在伤病者胸旁，放平他的双腿，将伤病者靠近自己那边的上臂向外横放，手肘呈直角弯曲，手掌向上（见图2-32）。

（2）将伤病者的另一只手臂横放于胸前，手背贴在对面的脸颊侧（见图2-33）。

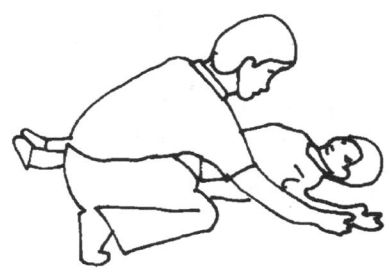

图2-32　复原卧位示意图1

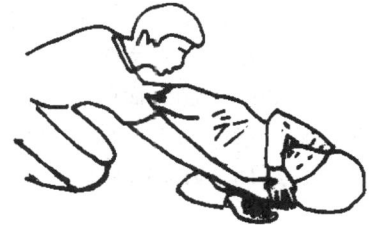

图2-33　复原卧位示意图2

（3）一手握着伤病者离救护者较远的前臂，另一手抓着伤病者同一边的大腿外侧，拉起并提高其膝部，直至脚掌平放在地面上，然后向自身方向拉动，使伤病者侧卧。

（4）调整伤病者在上方的腿，把髋关节和膝关节摆成直角，以防止身体前倾。若伤病者肢体受伤不可屈曲，可用卷起的毛毯或其他支撑物放在伤病者的胸前，以支撑身体。

（5）注意上面的手臂不要压着下面手臂的动脉，以免妨碍血液循环。

（6）保持气道畅通。如有需要，可调整垫在脸颊下的手，以保持头部后仰（见图2-34）。

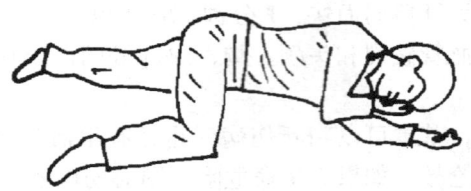

图 2-34　复原卧位示意图 3

（7）如伤病者的脊椎可能受伤，现场又没有足够的人手，或救助者自觉训练不足，非必要时切勿移动伤病者。

### 三、几种常见的舒适体位

将伤病者撤离危险的环境后，对于失去意识的伤病者，原则上让其平躺；对于无颈椎损伤者，可让其头部偏向一侧，以防止呕吐物进入气管而产生窒息。对于神志清醒者，则可以根据不同的病情尽量给予伤病者最舒适的体位，在医生到达之前让伤病者保持安静，以减少因疼痛紧张而造成的心、脑耗氧量增加，减轻心脏负担。

#### （一）失血性休克体位

对于因外伤失血表现为脸色发青、手足发凉、脉搏增快等休克症状的伤者，可采用头低足高位让伤者平卧，同时抬高伤者的双下肢并与地面呈20°角，以增加静脉回心血量，改善大脑、心脏等重要器官的缺血、缺氧状态。

对于短期内大量失血的伤者，可在其躺下后将双下肢垂直举起，使其血液快速流回心脏。举起的下肢应放在椅子等上架起，以免血液再回流到下肢。此举可使伤者瞬间增加700～800毫升的血量（见图2-35）。

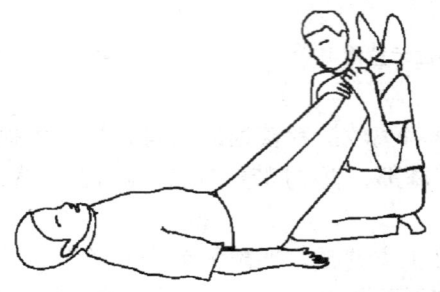

图 2-35　失血性休克体位

#### （二）疼痛性休克体位

某些挤压严重的外伤伤者，虽然出血不多，但也会出现面色苍白、心慌气短、眼前发黑的休克症状,这是由剧烈疼痛所引起的神经反射。此时,只要让伤者坐下或蹲下休息片刻即可逐渐好转。绝不可禁止伤者坐下,或者硬要搀扶他们"走一走",以为这样就能好转,实际上这样只能加剧伤者的脑缺血症状,加重疼痛感。疼痛性休克往往是暂时性的,可不必专门治疗。

(三) 心脏病发作体位

当心脏病患者出现脸色发青、手足发凉、脉搏增快等休克症状时,多表示其发生了心力衰竭,抢救这类患者与失血性休克或疼痛性休克有所不同,因其并未失血,只是心脏泵血的能力大大减弱,为减轻心脏负担、促进呼吸,可将患者上体抬高10°左右,同时将双下肢抬高20°左右,形成脚高头低中间凹的仰卧位。如果患者脸色发红、手足潮热、脉搏增快,可采用头高足低位让患者平卧;如果患者有恶心、呕吐的症状,可让其处于俯卧位,头部偏向一侧,以防止呕吐物进入气管而产生窒息;如果患者为自觉心慌、气短、身体衰弱的老年人,可让其伏在椅子上以缓解呼吸不畅;如果患者感觉腹痛,可让其采用双手抱膝的侧卧位,使其腹部肌肉保持放松状态,减轻痛苦;如果患者有开放性腹部外伤,可让其采用软布绑住双膝的平卧位,使其腹部肌肉放松,减轻腹压,防止肠管继续脱出;如果患者手部或足部因外伤出血,可让其采用将伤处垫高的平卧位,以减少出血。

# 第三章　现场急救的常见技术

## 第一节　现场止血技术

急性出血是外伤后早期致死的主要原因。成人的血液约占自身体重的8%，一个体重50千克的人，血液约有4000毫升。外伤出血时，当失血量达到总血量的20%以上时，会出现明显的休克症状；当失血量达到总血量的40%时，就有生命危险。现场抢救时，首先要采取紧急止血措施，防止因大出血引起休克甚至死亡。因此，判断出血的特点和种类对抢救具有一定的指导意义。

### 一、出血的特点（按损伤的血管性质分类）

**（一）动脉出血**

动脉出血的特点是血色鲜红，血液由伤口向体外喷射，流速快，危险性大。

**（二）静脉出血**

静脉出血的特点是血色暗红，血液不停地流出。

**（三）毛细血管出血**

毛细血管出血的特点是血色鲜红，血液从整个创面渗出，危险性小。

### 二、出血的种类

**（一）外出血**

由皮肤损伤处向体外流出血液，能够看见出血情况，常见于砍切伤、尖刺器刺伤、枪弹伤。

**（二）内出血**

深部组织和内脏损伤，血液由破裂的血管流入组织或脏器、体腔内，从体表看不见血，常见于碰撞伤、高坠伤以及其他钝性物体形成的损伤。

### 三、失血的表现

失血量达全身血量的20%以上时，会出现休克症状，表现为脸色苍白、口唇青紫、出冷汗、四肢发凉、烦躁不安,或者表情淡漠、反应迟钝、呼吸急促、心慌气短、摸不到脉搏或脉搏细弱、测不到血压或血压下降。

## 四、常见的止血方法

### (一) 压迫止血法

1. 直接压迫止血法

直接压迫止血法适用于伤口较小、出血量少的情况,用无菌纱布直接压迫伤口处,约10分钟即可止血。

2. 压迫与出血有关的动脉法

压迫与出血有关的动脉法一般适用于头颈部和四肢某些部位的大出血。抢救者用手指压迫近心端动脉的压迫点,将动脉血管压在骨骼上,使血管闭塞、血流中断,从而达到止血目的。这是一种快速、有效的首选止血方法,但仅用于动脉出血的临时止血,不宜持久采用,止住出血后,应根据具体情况换用其他有效的止血方法,如填塞止血法、止血带止血法等。下面是根据不同的出血部位采用的不同的指压止血法:

(1) 头颈部指压动脉止血法。

①颞动脉压迫止血法。颞动脉压迫止血法适用于一侧头顶、额部的大出血。其方法是:在伤侧耳前,一只手的拇指垂直压迫耳屏上方凹陷处,可感觉到动脉搏动,其余四指同时托住下颌;另一只手固定伤员头部(见图3-1)。

②面动脉压迫止血法。面动脉压迫止血法适用于颌部及面部的外伤大出血。其方法是:一手固定伤者头部,用另一手拇指在下颌角前上方约1.5厘米处,向下颌骨方向垂直压迫,阻断面动脉血流,其余四指托住下颌。因为面动脉在面部有许多小支相互吻合,有时需要压迫双侧(见图3-2)。

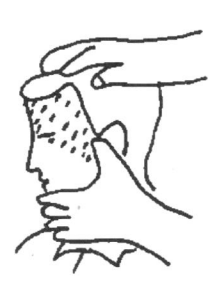     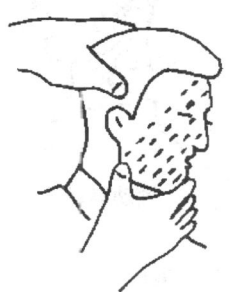

图3-1　颞动脉压迫止血法　　　　　图3-2　面动脉压迫止血法

③枕动脉压迫止血法。枕动脉压迫止血法适用于一侧头后枕骨附近外伤大出血。其方法是:用一只手的四指压迫耳后与枕骨粗隆之间的凹陷处,阻断枕动脉

的血流，另一只手固定伤者的头部（见图3-3）。

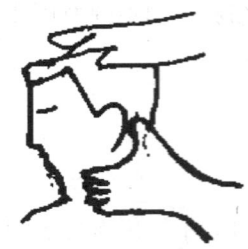

图3-3　枕动脉压迫止血法

④用指头捏住双侧鼻翼可止鼻出血，同时还可在颈项部放冰袋冷敷，止血效果更佳。

⑤颈动脉压迫止血法。颈动脉压迫止血法适用于头、颈、面部大出血，且压迫其他部位无效时止血。其方法是：用拇指在甲状软骨、环状软骨外侧与胸锁乳突肌前缘之间的沟内搏动处，向颈椎方向压迫，其余四指固定在伤者的颈后部。非紧急情况，勿用此法。此外，不得同时压迫两侧颈动脉，以免造成脑缺血坏死。颈总动脉压迫止血时间也不能太长，以免引起颈部化学和压力感受器反应而危及生命（见图3-4）。

⑥锁骨下动脉压迫止血法。锁骨下动脉压迫止血法适用于肩部、眼窝或上肢出血止血。其方法是：用拇指在锁骨上窝搏动处向下垂直压迫，其余四指固定肩部（见图3-5）。

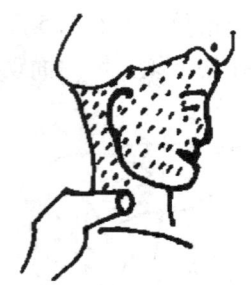　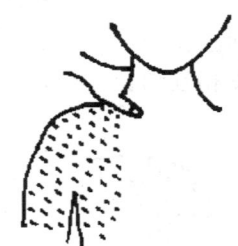

图3-4　颈动脉压迫止血法　　　　图3-5　锁骨下动脉压迫止血法

（2）四肢指压动脉止血法。

①肱动脉压迫止血法。肱动脉压迫止血法适用于手、前臂及上臂中或远端出血。其方法是：一手握住伤者伤肢的腕部，将上肢外展外旋，并屈肘抬高上肢；另一手拇指在上臂肱二头肌内侧沟搏动处，向肱骨方向垂直压迫（见图3-6）。

②尺、桡动脉压迫止血法。尺、桡动脉压迫止血法适用于手部的出血。其方

法是：双手拇指分别在腕横纹上方两侧动脉搏动处垂直压迫。因为桡动脉和尺动脉在手掌部有广泛吻合支，所以必须同时压迫两侧（见图3-7）。

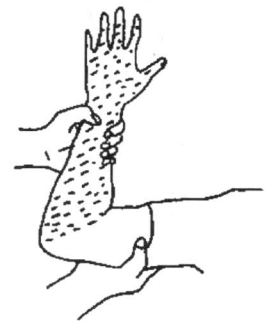

图3-6　肱动脉压迫止血法

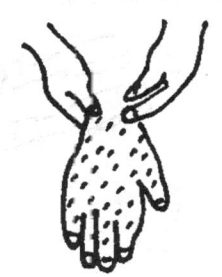

图3-7　尺、桡动脉压迫止血法

③指（趾）动脉压迫止血法。指（趾）动脉压迫止血法适用于手指（脚趾）大出血。其方法是：用拇指和食指分别压迫手指（脚趾）两侧的指（趾）动脉，阻断血流。

④股动脉压迫止血法。股动脉压迫止血法适用于一侧下肢（大腿、小腿或足部）大出血的止血。其方法是：用两手拇指重叠放在腹股沟韧带中点稍下方、大腿根部搏动处用力垂直向下压迫，同时注意应让伤者处于坐位或卧位（见图3-8）。

⑤足背动脉与胫后动脉压迫止血法。足背动脉与胫后动脉压迫止血法适用于足部出血的止血。其方法是：用两手拇指分别压迫足背中间近脚腕处（足背动脉）以及足跟内侧与内踝之间处（胫后动脉）（见图3-9）。

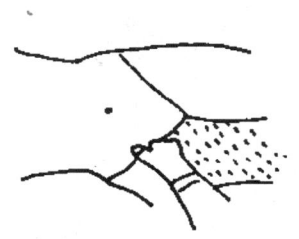

图3-8　股动脉压迫止血法

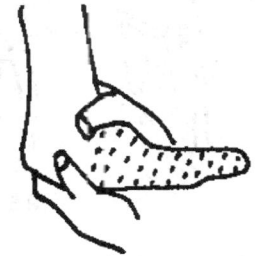

图3-9　足动脉压迫止血法

**（二）止血带止血法**

止血带止血法只适用于四肢大出血的止血（大血管破裂），当其他止血法不能止血时采用此法。其方法是：先在肢体出血处垫毛巾，再用止血带（如毛巾、皮带等）固定扎紧止血。但应注意的是，如果止血带止血法使用不当，可能出现肢体缺血、坏死，以及急性肾功能衰竭等严重并发症。止血带有橡皮止血带（如橡皮条和橡皮带）、充气止血带（如血压计袖带）和布制止血带等（见图3-10）。不同的止血带操作方法各不相同。

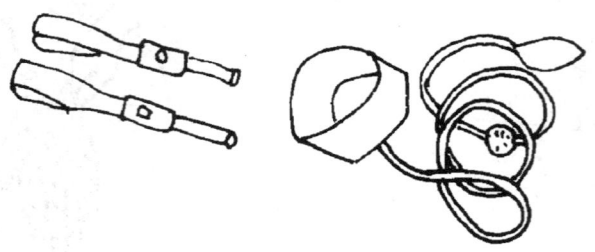

图3-10 两种专业止血带

1. 止血方法

（1）橡皮止血带止血法。可选用橡皮管（如听诊器胶管），它的弹性好，易使血管闭塞，但管径过细易造成局部组织损伤。操作时，在准备结扎止血带的部位加好衬垫，用左手拇指和食指、中指拿好止血带的一端，右手拉紧止血带围绕肢体缠绕一周，压住止血带的一端，然后再缠绕第二周，并将止血带末端用左手食指和中指夹紧，向下拉出固定即可，还可将止血带的末端插入结中，拉紧止血带的另一端，使之更加牢固，标好止血时间。

（2）充气止血带止血法。充气止血带（如血压计袖带）的压迫面积大，对受压迫的组织损伤较小，并容易控制压力，放松也方便（见图3-11）。

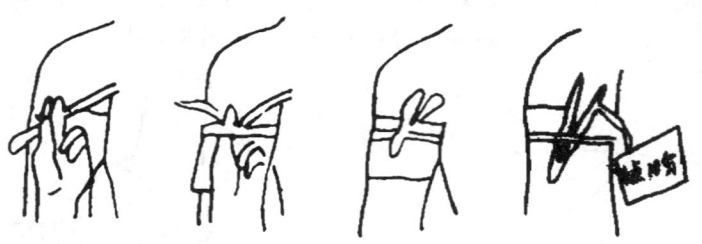

图3-11 橡皮止血带止血步骤

（3）布制止血带止血法。操作时，将三角巾折成带状或将其他布带（就地取材，撕布条）在垫有绷带或布块的伤肢上绕两圈，打上一个结，在上面放一个止血棒（如木棒、筷子、笔杆等，可就地取材），再打一个活结，将止血棒以顺时针方向旋转，观察出血点直至不出血为止，此时将活结套在止血棒的一端，拉紧活结即可将止血棒固定好，若将拉紧后的止血带两端打结，固定效果会更好（见图3-12）。

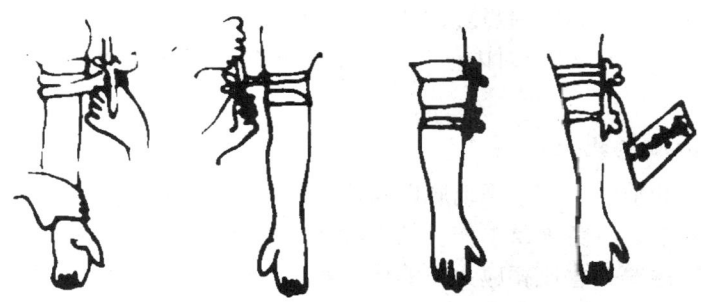

图 3-12 布制止血带止血步骤

2. 使用止血带的注意事项

（1）止血带不宜直接结扎在皮肤上，应先用三角巾、毛巾等做成平整的衬垫，缠绕在要结扎止血带的部位，然后再使用止血带。

（2）结扎止血带的部位应在伤口的近心端。上肢大动脉出血应结扎在上臂的上 1/3 处，避免结扎在中 1/3 处以下的部位，以免损伤桡神经；下肢大动脉出血应结扎在大腿中下 1/3 交界处。

（3）结扎止血带要松紧适度，以停止出血或远端动脉搏动消失为度。结扎过紧，可损伤受压局部；结扎过松，达不到止血目的。

（4）为防止远端肢体缺血坏死，原则上应尽量缩短使用止血带的时间，一般止血带的使用时间不宜超过 2~3 小时，每隔 40~50 分钟松解一次，以暂时恢复远端肢体血液供应。松解止血带要慢，同时仍应用指压止血法，以防再度出血。止血带松解 1~2 分钟后，在比原来结扎部位稍低的部位重新结扎。松解时，如仍有大出血者或远端肢体已无保留可能，在转运途中可不必再松解止血带。

（5）结扎好止血带后，在明显部位加上标记，注明结扎止血带的时间，尽快运往医院。

（6）解除止血带，应在输血、输液或采取其他有效的止血方法后进行。如组织已发生明显广泛坏死时，在截肢前不宜松解止血带。

（三）提高肢体止血法

提高肢体止血法适用于四肢出血或作为其他止血法的辅助步骤。其方法是：把出血的肢体抬高，超过心脏水平，以降低出血部位的血压，减少出血。

（四）冷敷止血法

冷敷止血法，是指把冰袋放在受伤部位，或把伤者肢体放入冰水中浸泡的方法。冷敷约 20 分钟，使局部皮肤体温下降到 10℃~15℃ 之间为合适。冷敷使血管收缩，可减少或停止出血，此外还有麻醉镇痛、缓解肌肉痉挛的作用。如果是鼻出血，可使伤者处于坐位，头微后仰或头后部靠在椅背上，用冰袋或冰毛巾冷敷额及鼻梁部,用手指紧捏鼻翼数分钟,亦可止血;出血多时,可向鼻腔内填沙布条或棉球,一般在 24 小时内使用;在软组织挫伤或内出血时,冷敷法效果也较好。

(五) 加压包扎止血法

加压包扎止血法适用于小动脉以及静脉或毛细血管的出血,但伤口内有碎骨片时,禁用此法,以免加重损伤。其方法是:伤口覆盖无菌敷料后,用纱布、棉花、毛巾、衣服等折叠成相应大小的垫,置于无菌敷料上面,再用绷带、三角巾等紧紧包扎,以停止出血为度。

(六) 填塞止血法

填塞止血法适用于中等动脉,大、中静脉损伤出血,或伤口较深、出血严重时,还可直接用于不能采用指压止血法或止血带止血法的出血部位。其方法是:用无菌的棉垫、纱布等,紧紧填塞在伤口内,再用绷带或三角巾等进行加压包扎,松紧以达到止血目的为宜。

(七) 屈肢加垫止血法

当前臂或小腿出血时,可在肘窝、腘窝内放入纱布垫、棉花团或毛巾、衣服等物品,屈曲关节,用三角巾作"8"字形固定。但是,骨折或关节脱位者不能使用(见图 3-13)。

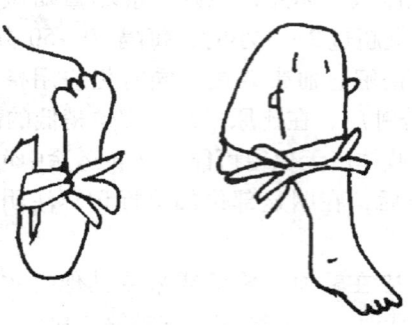

图 3-13 屈肢加垫止血法

上述几种方法,可单独使用,也可根据出血特点和现场情况同时使用,以达到止血的目的。

## 第二节 现场包扎技术

### 一、现场包扎的目的

现场包扎的目的是：
（1）保护创面或伤口，防止再次污染；
（2）固定敷料和夹板的位置；
（3）包扎时施加压力，起到止血、止痛作用，为伤口愈合创造良好条件；
（4）扶托受伤的肢体，使其稳定，减少痛苦。

### 二、现场包扎的具体要求

现场包扎的具体要求是：
（1）迅速判断伤情，采取紧急措施；
（2）妥善处理伤口，有条件应注意消毒，防止再次污染；
（3）所用包扎材料应保持清洁，包扎伤口要全部覆盖、包全；
（4）包扎的松紧度要适当，过紧影响血液循环，过松会导致敷料易松脱或移动；
（5）包扎打结或用别针固定的位置应在肢体的外侧或前面，避免在伤口处或坐卧受压的地方，即应避开伤口和不宜压迫的部位；
（6）包扎伤口时，动作要迅速、敏捷、谨慎，不要碰撞和污染伤口，以免引起疼痛、出血或污染。

### 三、包扎材料及包扎方法

包扎材料有制式材料（如三角巾、绷带等）和就便材料两种。如果急救现场缺乏上述材料，可就地取材，用毛巾、衬布、手绢、衣服、床单、被罩等代替。具体如下：

#### （一）绷带包扎法

绷带适用于头颈及四肢的包扎，可随部位的不同变换不同的包扎方法。操作时，使用适当的拉力，将保护伤口的敷料固定，以达到加压止血的目的。因此，绷带有保护伤口、压迫止血、固定敷料和夹板的功能。绷带包扎的基本方法如下：

1. 环形包扎法

环形包扎法多用于胸、腹部和粗细均匀的部位。操作时，把绷带作环形重叠的缠绕。要使绷带牢固，环形包扎的第一圈可以稍斜缠绕，第二圈和第三圈环形缠绕，并把斜出圈外的绷带的一角折回圈里，再重叠缠绕，这样就不会滑脱了（见图3-14）。

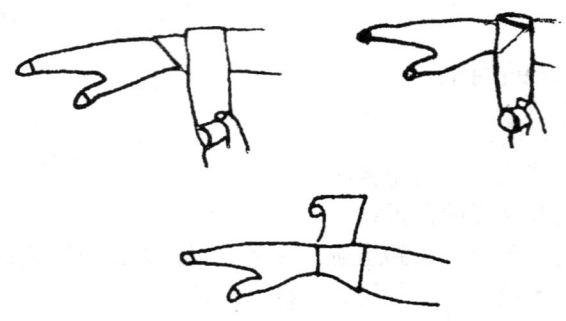

图3-14 环形包扎法

2. 螺旋式包扎法

操作时，绷带逐渐上缠，每圈盖住前圈的1/3～1/2，成螺旋形，用在粗细均匀的部位。如粗细相差较大时，可作反折包扎，并把反折排在一条线上，呈螺旋形（见图3-15）。

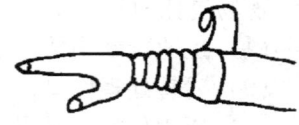

图3-15 螺旋式包扎法

3. 螺旋反折式包扎法

螺旋反折式包扎法多用于四肢粗细不等的部位。操作时，呈螺旋形包扎，但每圈必须反折。反折时，以拇指压住绷带折转处，折后拉紧，每圈盖住前圈的1/3～1/2（见图3-16）。

4. "8"字形包扎法

"8"字形包扎法常用于肘、腕、膝、踝等关节处及手、足的包扎。操作时，用绷带斜形缠绕，上下相互交叉作"8"字形包扎，每圈在正面与前圈交叉，并叠盖前圈的1/3～1/2（见图3-17、3-18）。

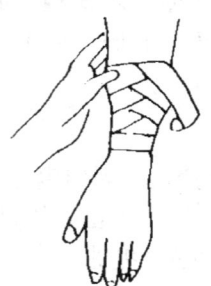

图3-16 螺旋反折式包扎法

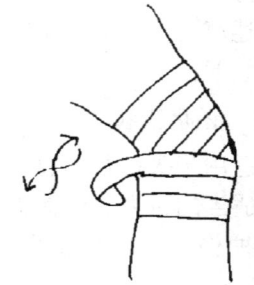

图3-17 "8"字形包扎法

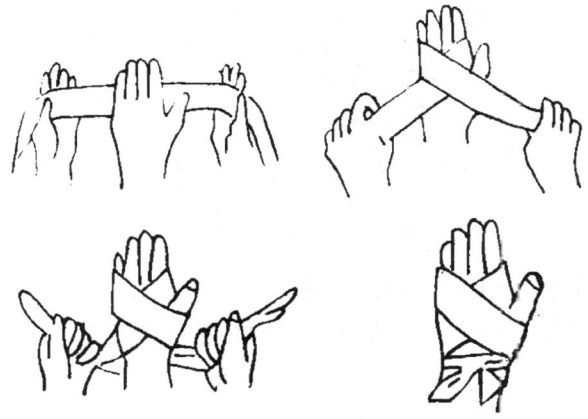

图 3-18　手部"8"字形包扎法

5. 头部回返包扎法

操作时,在前额至枕后缠绕两圈固定,然后从中线开始,向左右两侧做前后返折包扎,最后在前额绕枕后包扎两圈固定。该包扎法也适用于手指头部位的包扎(见图 3-19、图 3-20)。

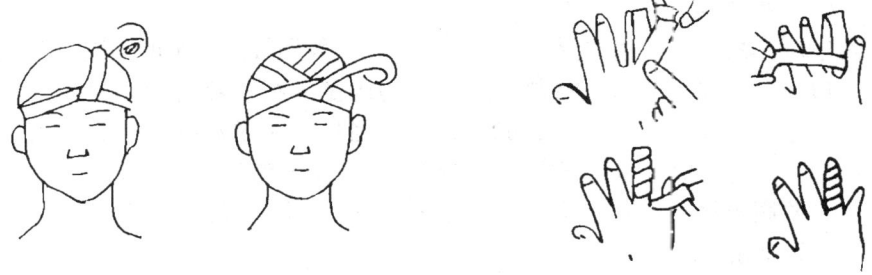

图 3-19　头部回返包扎法　　　　图 3-20　手指回返包扎法

6. 眼部包扎法

(1) 单眼包扎法。其方法是:于鼻根部健侧先置一二下斜行的短绷带或纱布条,并在患侧耳周垫以棉垫或纱布,以免包扎时压迫耳廓。绷带自额部开始先环绕额枕两圈,继而斜经头后,绕至患侧耳下并斜行向上经同侧颊部、眶下至鼻背、健侧眶上,如此环绕数圈,每圈覆盖前一层绷带的 1/3~1/2,直至包扎妥善为止,最后再绕头周一圈,将留置的短绷带或纱布条打结收紧,以裸露健眼(见图 3-21)。

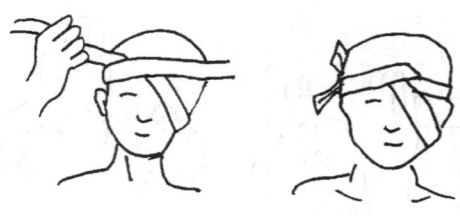

图 3-21 单眼包扎法

（2）双眼包扎法。其方法是：将绷带中段放在头后枕骨上，两端分别从耳上拉向眼前，在双眼之间交叉，再持两端分别从耳下拉向头后枕下部打结固定（见图 3-22）。

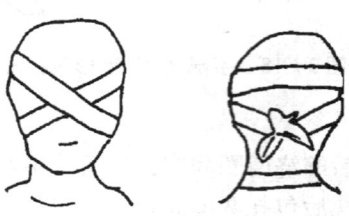

图 3-22 双眼包扎法

### （二）三角巾包扎法

三角巾制作简单，使用方便，包扎面积大，一般用腰为 1 米的等腰直角三角形。三角巾不仅是较好的包扎材料，还可作为固定夹板、敷料和代替止血带使用。三角巾急救包扎可将三角巾叠成带状、燕尾状或连成双燕尾状和蝴蝶形等（见图 3-23），这些形状多用于肩部、胸部、腹股沟部和臀部等部位的包扎。使用三角巾，两底角打结时应为外科结，比较牢固，解除时可将其一侧边和其底角拉直，即可迅速解开。

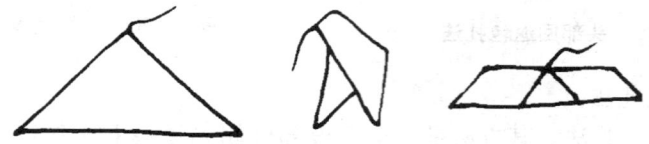

图 3-23 三角巾及两种折叠方法

1. 头部包扎法

（1）头巾式包扎法。其方法是：将三角巾底边的中点放在眉间上部，顶角经头顶垂向枕后，再将底边经左右耳上向后拉紧，在枕部交叉，并压住垂下的枕角再交叉绕耳上到额部拉紧打结。最后，将顶角向上反掖在底边内，或者用安全针或胶布固定（见图 3-24）。

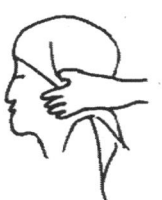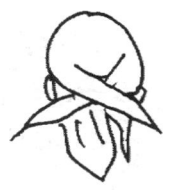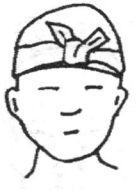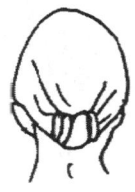

图3-24 头巾式包扎法

（2）风帽式包扎法。其方法是：将三角巾顶角和底边中央各打一结，顶角结置额部，底边结置于枕下方，然后拉紧两底角，包绕下额至枕后打结固定（见图3-25）。

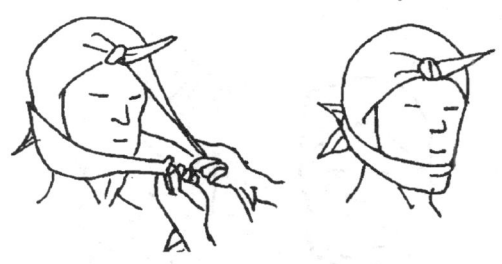

图3-25 风帽式包扎法

（3）脑组织膨出的包扎法。遇有脑组织从伤口膨出，不可压迫包扎，要先用大块消毒湿纱布盖好，然后用纱布卷成保护圈，套住膨出的脑组织，再用三角巾包扎。

2. 面部包扎法

（1）单侧面部包扎法。其方法是：将三角巾对折，一手将顶角压在伤者健侧眉上，另一手将底边的一半经耳上绕到头后，用底角与顶角打结，然后将底边的另一半反折向下包盖面部，并绕颏下用底角与顶角在耳上打结。

（2）面具式包扎法。其方法是：把三角巾一折二，在顶角处打结，顶角对准伤者中指至腕横纹，折成一条线。从折叠处对准伤者中指二节，再折成一条线。从折叠处对准伤者中指一节，最后把第二、三条线折成两角，对准第一线，用剪刀剪成圆形，即留出口、眼、鼻。然后，把三角巾一折二，顶角打结放于头顶中，套住面部，两手把底边两角拉向枕后交叉，在前额打结固定（见图3-26）。此法用于广泛的面部损伤或烧伤。

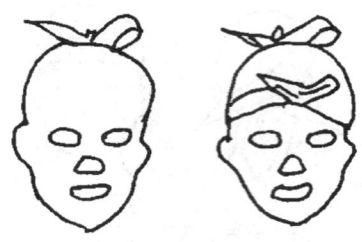

图3-26 面具式包扎法

（3）下颌包扎法。其方法是：将三角巾折成三指宽带形，留出系带一端从颈后包住下颌部，与另一端在颊侧面交叉反折，转回颌下，伸向头顶部在两耳交叉打结固定（见图3-27）。

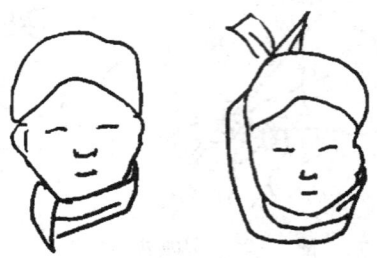

图3-27 下颌包扎法

3. 眼部包扎法

（1）单眼包扎法。其方法是：将三角巾折成四指宽的带状巾，以2/3向下斜放在伤眼上，将下侧较长的一端经枕后绕到额前压住上侧较短的一端后，长端继续沿着额部向后绕至健侧颞部，短端反折环绕枕部至健侧颞部与长端打结。

（2）双眼包扎法。双眼包扎法适用于双眼外伤。其方法是：将三角巾折叠成三指宽带状，中段放在头后枕骨上，两端分别从耳上拉向眼前，在双眼之间交叉，再持两端分别从耳下拉向头后枕下部打结固定。

4. 胸背部包扎法

（1）一侧胸部伤包扎法。如果伤在右胸，就将三角巾的顶角放在右肩上，然后把左右底角从两腋窝拉到背后（左边要长一些）打结，再把顶角拉过肩部与双底角结系在一起，或利用顶角小带与其打结。如果伤在左胸，就把三角巾的顶角放在左肩上，包扎左背和右背和胸部一样，不过，其结应打在胸前（见图3-28）。

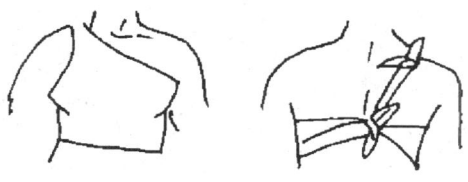

图 3-28 一侧胸部伤包扎法

（2）全胸部包扎法。其方法是：把一个大三角巾的两底角折成燕尾状，分别放在颈部的左右两边，然后把基底的左右两角拉向背后打结，再把本结两角上提和燕尾角的两头相结（见图 3-29）。

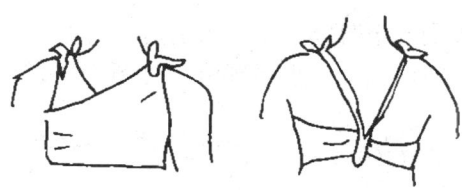

图 3-29 全胸部包扎法

5. 肩部包扎法

（1）单肩包扎法。单肩包扎法有两种：一是将燕尾三角巾的夹角对着伤侧颈部，巾体紧压在伤口的敷料上，燕尾底部包绕上臂根部打结，然后两个燕尾角分别经胸、背部拉到对侧腋下打结固定；二是先把三角巾的中央放于肩部，顶角向颈部，底边折叠二横指宽横放在上臂上部，两端绕上臂在外侧打结，然后把顶角拉紧经背后绕过对侧腋下拉向伤侧腋下，借助系带与两底角打结（见图 3-30）。

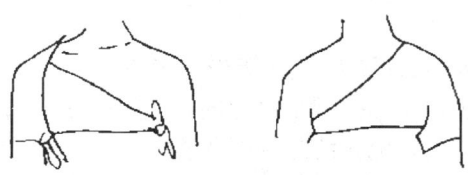

图 3-30 单肩包扎法

（2）双肩包扎法。其方法是：将三角巾底边放在两肩上，两侧底角向前下方绕腋下至背部打结，顶角系于此结上（见图 3-31）。

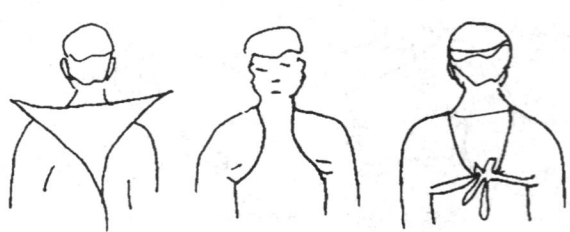

图3-31 双肩包扎法

6. 腹部包扎法

操作时,把三角巾横放在腹部,将顶角朝下,底边置于脐部,拉紧底角围绕至腰后打结,顶角经会阴拉至臀部上方,用底角余头打结。此包扎法也可包扎臀部,不同的是顶角和左右两底角在腹部打结(见图3-32)。

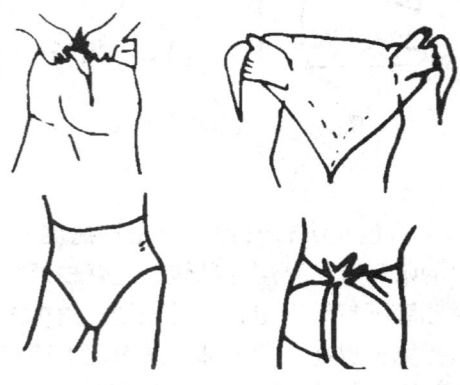

图3-32 腹部包扎法

7. 四肢包扎法

(1)手部包扎法。其方法是:将伤手平放在三角巾中央,手指指向顶角,底边横于腕部,再把顶角折回拉到手背上面,然后把左右两底角在手掌或手背交叉后向上拉到手腕的左右两侧缠绕打结(见图3-33)。

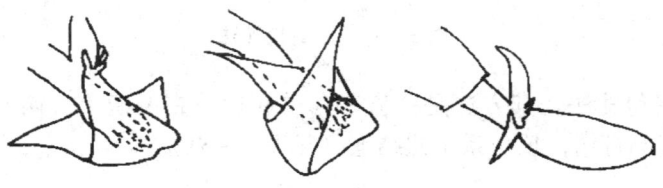

图3-33 手部包扎法

（2）上肢包扎法。此包扎法用于上肢大面积损伤，如烧伤等。其方法是：将三角巾一底角打结后套在伤手上，结留余头稍长些备用。另一底角沿手臂后侧拉到对侧肩上，顶角包裹伤肢，前臂曲至胸前，拉紧两底角打结，并起到悬吊作用（见图3-34）。

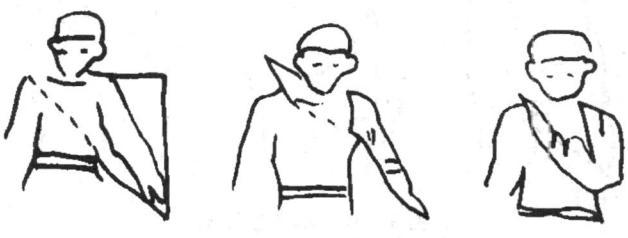

图3-34　上肢包扎法

（3）足部包扎法。该包扎法与手部包扎法相似（见图3-35）。

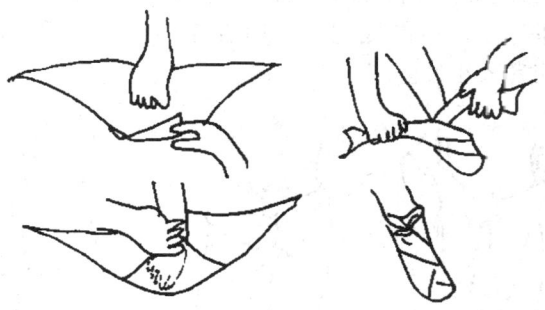

图3-35　足部包扎法

（4）肘部、膝部包扎法。操作时，根据伤情把三角巾折叠成适当宽度的带状巾，将带的中段斜放在伤部，其两端分别压住上下两边，于膝（肘）后交叉，一端向上，一端向下，环绕包扎，在膝（肘）后打结，呈"8"字形（见图3-36）。

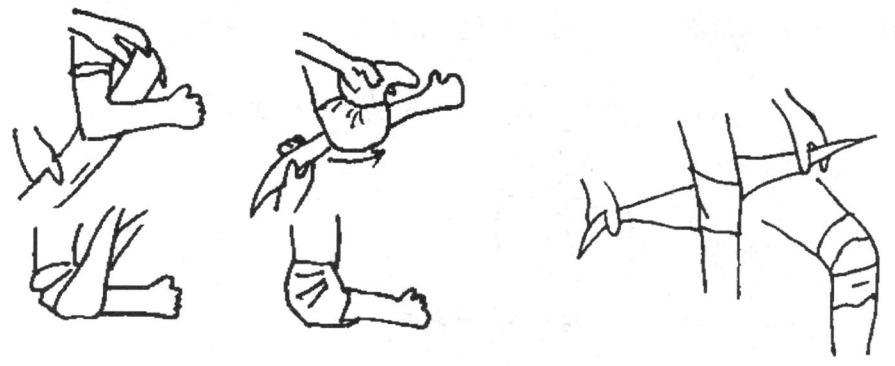

图3-36　肘部、膝部包扎法

（5）臀部三角巾包扎法。

①单臀包扎法。其方法是：用三角巾顶角盖住臀部，顶角系带在裤带底处围腿绕住，下侧底角上翻至对侧腰部和另一底角在健侧髂上打结固定。（图3-37）

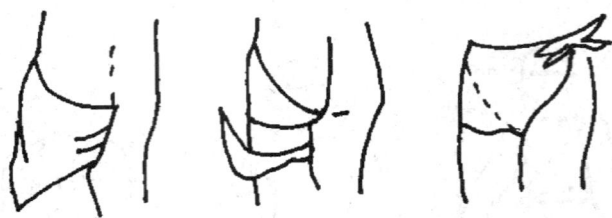

图3-37 单臀包扎法

②双臀包扎法。其方法是：将两条三角巾的顶角连结在一起，放在双臀缝的稍上方，然后把上面两底角由背后绕到腹前打结，下面两底角分别从大腿内侧向前拉，在腹股沟部与三角巾的底边一起打扣结上（见图3-38）。这种式样像"开裆裤"，便于伤者大小便。

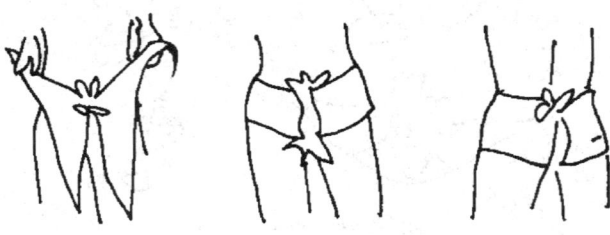

图3-38 双臀包扎法

（6）大腿根部包扎法。其方法是：把三角巾的顶角和底边中部（稍偏于一端）折叠起来，以折叠缘包扎大腿根部，在大腿内侧打结。两底角向上，一前一后，后角比前角要长，分别拉向对侧，在对侧髂骨上缘打结（见图3-39）。

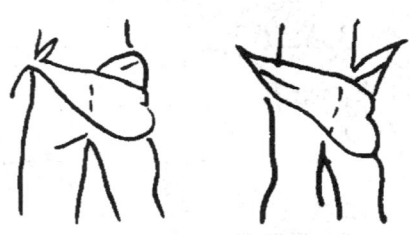

图3-39 大腿根部包扎法

## （三）三角巾、绷带共用包扎法

### 1. 肩部包扎法

操作时，应将三角巾顶角向上置于肩部，在三角巾外侧顶角尖部下方横置一绷带，顶角尖部外旋，卷于绷带内，将绷带两端拉向对侧腋下打结，将三角巾两底角拉向伤侧，环绕伤侧上臂根部后在上臂外侧打结（见图3－40）。

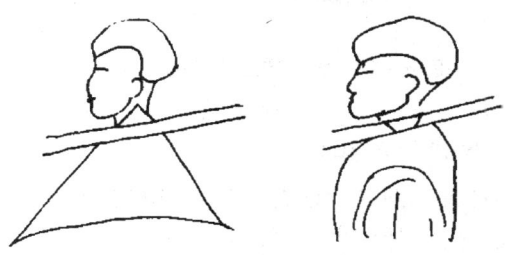

图3－40　三角巾、绷带共用肩部包扎法

### 2. 臀部包扎法

操作时，将三角巾顶角向上置于伤侧臀部外侧，将绷带类似扎裤带方法放好，将三角巾顶角反转压于绷带内，系好绷带，将三角巾两底角包绕大腿根部，环绕一周后在大腿根部外侧打结即可（见图3－41）。

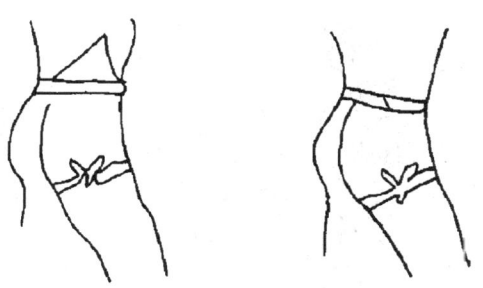

图3－41　三角巾、绷带共用臀部包扎法

## （四）腹部内脏脱出的包扎方法

当腹部受到撞击、刺伤时，腹腔内的器官（如结肠、小肠）脱出体外，这时不要将其压塞回腹腔内，而要采用特殊的方法进行包扎。该方法是：先用大块的纱布覆盖在脱出的内脏上，再用纱布卷成保护圈，放在脱出的内脏周围，保护圈可用碗或皮带圈代替，再用三角巾包扎。伤员取仰卧位或半卧位，下肢屈曲，尽量不要咳嗽，严禁饮水进食（见图3－42）。

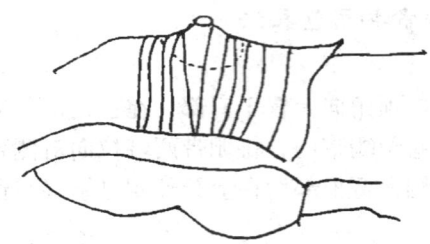

图3-42 腹部内脏脱出的包扎方法

## (五) 异物刺入体内的包扎方法

异物包括刀子、匕首、钢筋、铁棍以及其他因意外刺入人体内的物体。异物刺入胸背部,易伤及心脏、肺、大血管;刺入腹部,易伤及肝、脾等器官;刺入头部,易伤及脑组织。异物刺入体内后,切忌拔出再包扎,因为这些异物可能刺中重要器官或血管,如果把异物拔出,会造成出血不止。

正确的包扎方法是:先将两块棉垫或替代品安放在异物显露部分的周围,尽可能使其不摇动,然后用棉垫包扎固定,使刺入体内的异物不会脱落,还可制作环形垫,用于包扎有异物的伤口,避免压住伤口中的异物。搬运中绝对不许挤撞伤处(见图3-43)。

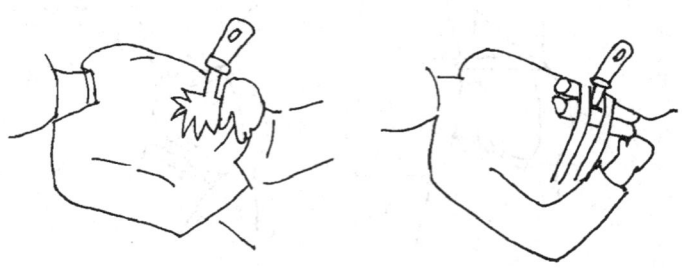

图3-43 异物刺入体内的包扎方法

## 第三节 现场固定技术

外伤后的固定是与止血、包扎同样重要的基本救护技术。固定术用于骨折的临时固定。骨折急救的第一步是及时固定伤肢,切勿急于搬动伤者或扶持伤者站立,应及时有效地固定,防止骨折移位,避免产生新的损伤,也可止痛预防休克,临时固定可用三角巾、绷带、胶布、棉花等包扎衬垫,用木板、铁丝架作为固定物,布单、木棒、竹片、手杖、画报等皆可就地取材,加以利用。

固定术不仅可以固定骨折，防止骨折断端移位或者造成其他严重损伤，还能对关节脱位、软组织挫裂伤起到固定、止痛的效果。

## 一、骨折的主要症状（骨折的判定）

### （一）疼　　痛

骨折疼痛剧烈，活动时加重，局部有明显压痛，可听到骨摩擦音，据此可确定骨折的部位。

### （二）肿　　胀

骨折端出血和局部软组织损伤后的渗出液会造成局部的皮下淤血、血肿和水肿。

### （三）畸　　形

完全骨折和骨折端移位时会发生畸形，如肢体短缩、患肢成角或旋转等，多见于长骨骨折。畸形（即出现假关节等症状）是骨折的确证之一，但是，不完全骨折和无移位的完全骨折时，没有此症状或此症状不明显。

### （四）功能障碍

骨折后原有的运动功能受到影响甚至完全丧失，如上肢骨折时不能拿、提；下肢骨折时不能行走、站立。

### （五）大 出 血

当骨折端刺破大血管时，伤者往往发生大出血，出现休克。大出血多见于骨盆骨折。

## 二、骨折的原因

### （一）直接暴力

直接暴力，是指由火器伤、打扑伤、挤压伤、机器绞轧伤、坠落、跌倒等造成伤者骨折，此种骨折类型多为粉碎性、横断性和开放性骨折。

### （二）间接暴力

间接暴力，是指通过传导、杠杆或旋转等作用造成伤者骨折，因此骨折不发生在暴力接触部位。

1. 传导作用

例如，伤者自高处跌下，因足着地，足跟受到直接暴力，可发生跟骨骨折。同时，躯干因受重力作用急剧向前屈曲，可发生椎体压缩骨折。

2. 杠杆作用

例如，伤者在走路时不慎滑倒，以手掌着地，暴力可沿其肢体轴线向上传导，致使上肢任何部位发生骨折，如桡骨远端骨折等。

3. 旋转作用

例如，伤者的身体向某一方向旋转，可引起胫腓骨骨干螺旋骨折。

（三）肌肉牵拉暴力

伤者在对抗肌未能协调的情况下，突然受到阻力，肌肉骤然张力收缩牵拉，可造成髌骨、尺骨鹰嘴等撕脱骨折。

（四）积累性暴力

例如，伤者无明显外伤史，但因过多或不适应地远距离跑步或强行军，可造成第二跖骨或腓骨下端的疲劳性骨折。

### 三、骨折固定急救的目的

骨折固定是用最简单而有效的方法抢救生命，保护患肢，以使伤者尽快得到妥善的处理和救治。骨折固定急救的目的在于：

（1）可以防止骨折部位移动，减轻伤者痛苦；

（2）有效地防止因骨折断端的移动而损伤血管、神经等组织造成的严重并发症；

（3）便于运送；

（4）在搬运的过程中，减少伤者的痛苦，避免加重其伤情。

### 四、骨折固定所用的材料

（一）木制夹板

木制夹板是最常用的固定材料，有各种长短不同的规格以适应不同部位的骨折固定的需要。

（二）塑料夹板

塑料夹板在使用前要先用热水浸泡软化，塑形后托住受伤部位包扎，冷却后塑料夹板变硬，此时即可起到固定作用。

（三）颈　　托

颈托是专门用于固定颈椎的。颈椎外伤后，怀疑颈椎骨折或脱位时必须用颈托固定。在紧急情况下，可就地取材，用硬纸板、衣物等做成颈托，从而起到临时固定的作用。

（四）充气夹板

充气夹板为一种筒状双层塑料膜，使用时将塑料膜套在需要固定的肢体外，摆好肢体的功能位，下肢伸直，上肢屈曲，再向进气阀吹气，充气后立刻变硬，从而达到固定的目的。

此外，绷带和三角巾也是必不可少的材料，但上述材料没有可用替代品代替。

### 五、骨折临时固定的注意事项

（1）遵循先救命后治伤的原则。对于呼吸、心跳停止者，应立即进行心肺复苏，对于有开放性伤口的伤者，应先止血、包扎，后固定骨折部位。

（2）怀疑伤者的脊椎、大腿或小腿骨折时，应就地固定，切忌随便移动伤者。

（3）固定应力求稳定牢固，固定材料的长度应超过固定两端的上、下两个关节。小腿固定时，固定材料长度应超过踝关节和膝关节；大腿固定时，固定材料长度应超过膝关节和髋关节；前臂固定时，固定材料长度应超过腕关节和肘关节；上臂固定时，固定材料长度应超过肘关节和肩关节。

（4）夹板和代替夹板的器材不要直接接触伤者的皮肤，应先用棉花、碎布、毛巾等软物垫在夹板与皮肤之间，尤其在夹板两端、骨突处、空隙处及弯曲处等间隙较大的地方，要适当加厚垫衬，避免伤者产生压迫性损伤。

（5）四肢骨折固定时要露出指（趾）端，以便观察伤者体内的血液循环情况。若发现指（趾）端苍白、发麻、发凉、疼痛或呈青紫色时，应马上松解夹板并重新固定。

（6）肢体固定时，上肢屈肘，下肢伸直，即上肢骨折用夹板固定后要用悬臂带将上肢挂于胸前，下肢骨折用夹板固定后可与健肢绑在一起再搬运。

（7）开放性骨折禁用水冲，不涂药物，保持伤口清洁。严禁将外露的断骨送回伤口内，避免增加污染或者刺伤血管、神经。

（8）应该把关节固定在功能位置上。其原因在于就算伤者伤后不能活动，也可以最大限度地保留该关节的一些生理功能。对于上肢来说，最重要的是保证手的功能；对于下肢来说，主要是保证持重和步行的功能。因此，肘关节的功能位置是屈曲近90°，膝关节的功能位置是稍屈10°，手各指关节的功能位置是屈曲45°，踝关节的功能位置是90°~95°。

### 六、具体的固定方法

#### （一）上臂骨折的固定

1. 上臂骨折夹板固定法

将手臂屈肘90°，用两块夹板固定伤处，一块放在上臂内侧，另一块放在外侧，然后用绷带固定。如果只有一块夹板，则可将夹板放在外侧并加以固定。固定好后，用绷带或三角巾悬吊伤肢（见图3-44）。

2. 上臂骨折无夹板固定法

如果没有夹板，可先用三角巾将伤肢固定于胸廓，再用三角巾将伤肢悬挂于胸部；也可将上臂固定在躯干上，屈肘90°，再用小悬臂带将前臂悬吊胸前（见图3-45）。

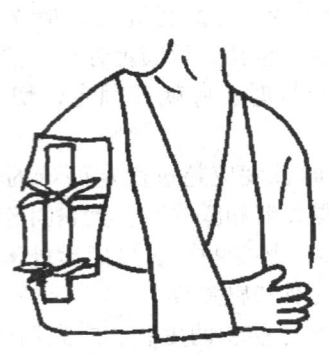 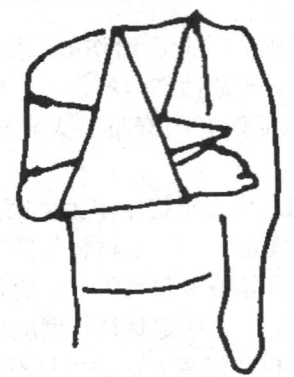

图3-44　上臂骨折夹板固定法　　图3-45　上臂骨折无夹板固定法

（二）前臂骨折的固定

1. 前臂骨折夹板固定法

将手臂屈肘90°，用两块夹板固定伤处，分别放在前臂内外侧，再用绷带缠绕固定。固定好后，用绷带或三角巾悬吊伤肢（见图3-46）。

2. 前臂骨折无夹板固定法

如果没有夹板，可先用三角巾将伤肢悬挂胸前，后用三角巾将伤肢固定于胸廓；也可在三角巾上放杂志或书本，将前臂置于书本上并加以固定（见图3-47）。

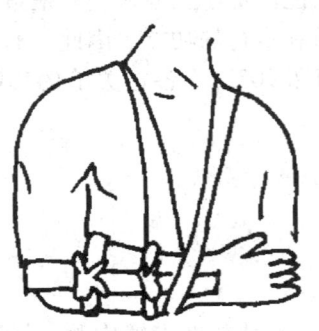 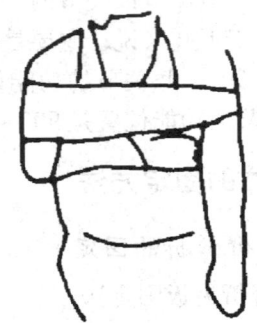

图3-46　前臂骨折夹板固定法　　图3-47　前臂骨折无夹板固定法

## （三）大腿骨折的固定

1. 大腿骨折夹板固定法

将伤腿伸直，外侧夹板长度上过腋窝、下过足跟，两块夹板分别放在大腿内外侧，再用绷带或三角巾固定（见图3-48）。

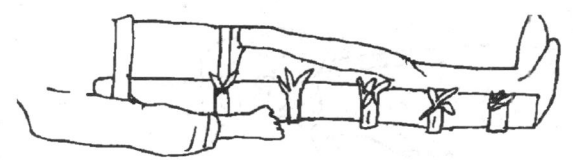

图3-48　大腿骨折夹板固定法

2. 大腿骨折无夹板自体固定法

如果没有夹板，可利用另一未受伤的下肢进行固定（见图3-49）。

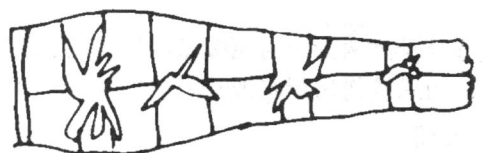

图3-49　大腿骨折无夹板自体固定法

## （四）小腿骨折的固定

1. 小腿骨折夹板固定法

将伤腿伸直，夹板长度上过膝关节、下过足跟，两块夹板分别放在小腿内外侧，再用绷带或三角巾固定（见图3-50）。

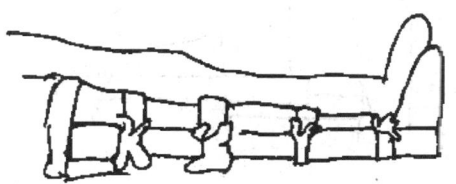

图3-50　小腿骨折夹板固定法

2. 小腿骨折无夹板自体固定法

如果没有无夹板，可利用另一未受伤的下肢进行固定。

## （五）脊椎骨折的固定

脊椎受伤后，容易导致骨折和脱位，如果不加固定就搬动，会加重损伤。搬运时,要由医务人员负责,并指挥协调现场人员3人以上实施。尽量不要使脊柱受牵拉、挤压和扭曲。

1. 颈部的固定

用颈托固定,或者用硬纸板、衣物等做成颈托,以起到临时固定的作用(见图3-51)。

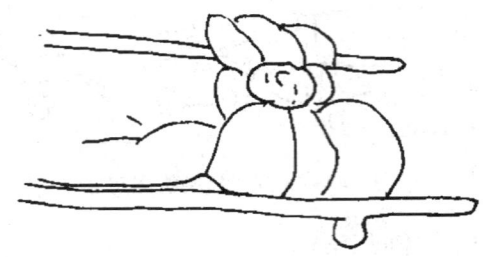

图3-51 颈椎骨折固定法

2. 胸腰部的固定

将沙袋、衣物等放至身体两旁,再用绷带将胸腰部固定在担架上,防止身体移动。怀疑脊椎损伤,切忌扶伤员行走或让其躺在软担架上。

(六)肋骨骨折的固定

对于无并发症的肋骨骨折,可用6~7厘米宽的胶布于伤者呼气末,由后至前紧贴于骨折侧的胸壁上,胶布两端均超过前、后中线5~10厘米,胶布由下向上逐条相叠2~3厘米。如无胶布,可用绷带环绕胸部紧紧包扎固定(见图3-52)。

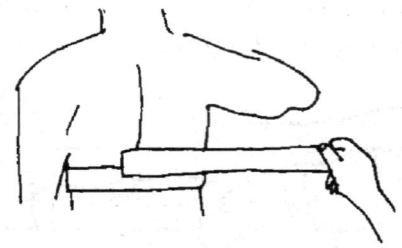

图3-52 肋骨骨折固定法

(七)肘关节骨折的固定

当肘关节弯曲时,可用两块带状三角巾和一块夹板把关节固定起来;当肘关节伸直时,可用一卷绷带和一块三角巾把肘关节固定起来。

## （八）桡骨、尺骨骨折的固定

先将一块合适的夹板置于伤肢下，用两块带状三角巾或绷带把伤肢和夹板固定起来，再用一块燕尾式三角巾悬吊伤肢，最后用一条带状三角巾的两底边分别绕胸背于健腋下打结固定。

## （九）手指骨折的固定

利用冰棒棍或短筷子做小夹板，另用两片胶布作黏合固定。若无固定棒棍，可以把伤指黏合、固定在健指上（见图3-53）。

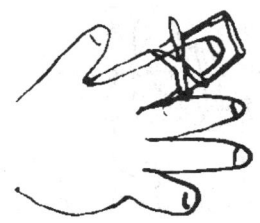

图3-53 手指骨折固定法

## （十）骨盆骨折的固定

该方法类似于臀部三角巾包扎法。包好后，将三角巾的三个角打结并将伤员的臀部吊起，在膝下垫上垫，以使伤者屈膝，避免其着地受力引起剧烈疼痛（见图3-54）。

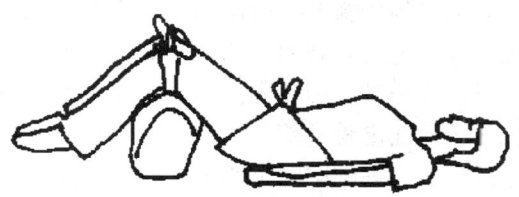

图3-54 骨盆骨折固定法

## （十一）锁骨骨折的固定

1. 单侧锁骨骨折固定法

将前臂悬吊于胸前（因为前臂摆动时，锁骨会相应活动）以达到固定的目的（见图3-55）。

2. "T"字形双侧锁骨骨折固定法

预先做好"T"形夹板（竖板长50厘米，横板长55厘米），用"T"字形夹板贴于背后，在两腋下与肩胛部位垫上棉垫，再将腰部扎牢，然后，固定两肩部（见图3-56）。

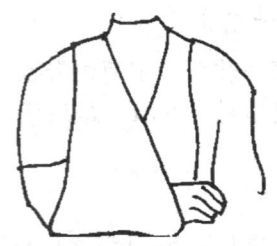

图3-55 单侧锁骨骨折固定法

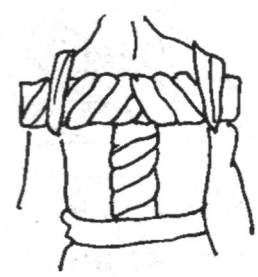

图3-56 "T"字形双侧锁骨骨折固定法

## 第四节 现场搬运技术

搬运伤病者是非常关键的措施，搬运不当会造成伤病者终生残疾。搬运伤病者应做到：第一，观察生命现象。观察伤病者呼吸、心跳、神志意识、血压、瞳孔等，发现心跳停止时，立即做心肺复苏。第二，如有大出血，立即先止血。第三，对于骨折者，应先包扎固定骨折部位。开放性骨折切忌将伤口外骨折断端压入伤口内。第四，进行观察处理的同时，快速呼叫救护人员到场或立即安全转送医院。第五，在搬送过程中，必须继续观察生命现象有无变化。

搬运伤病者方法有以下几种：

### 一、单人搬运法

单人搬运法（原则上适用于轻伤病者），包括掮法、背法、抱法、搀扶法、拖法、拉法等（见图3-57）。

第三章 现场急救的常见技术

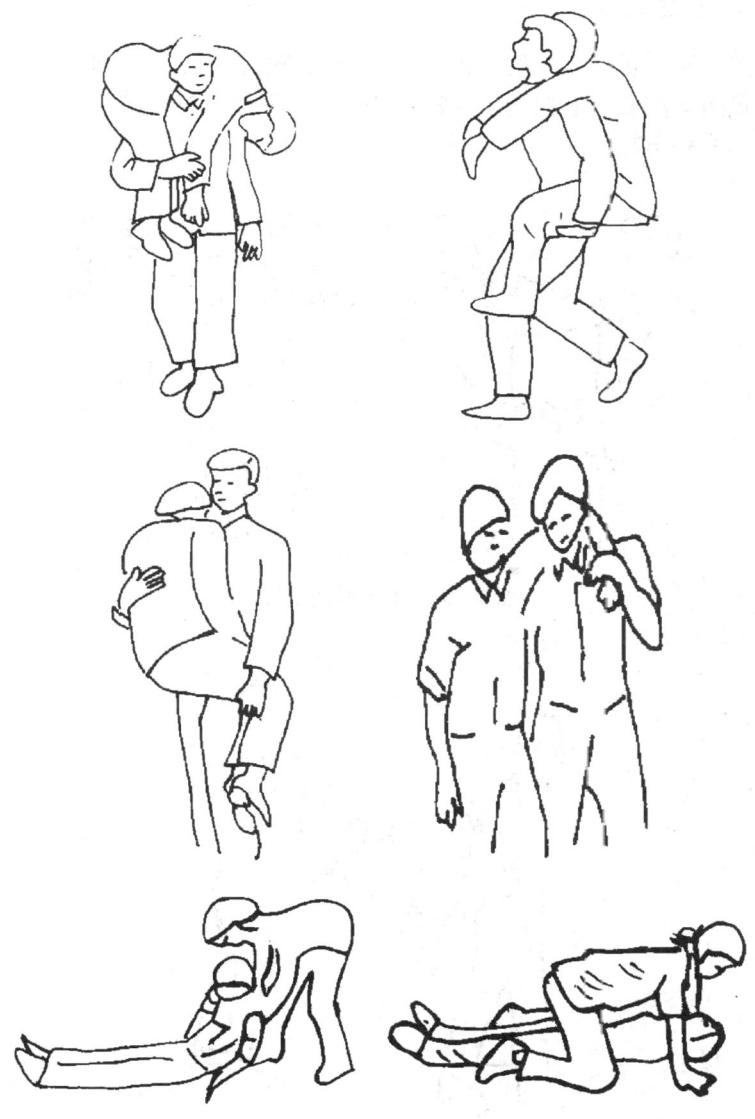

图 3-57 单人搬运法

## 二、双人搬运法

双人搬运法，包括双人椅式抱持法、双人椅托式搬运法、双人卧式搬运法、双人拉车式搬运法和简易搬运工具搬运法等（见图3-58、图3-59、图3-60、图3-61、图3-62）。

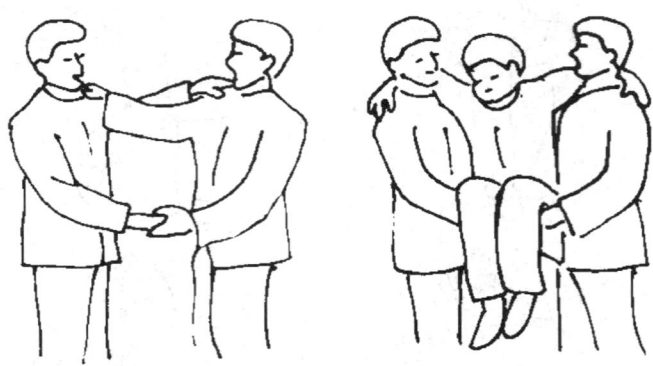

图3-58 双人椅式抱持法

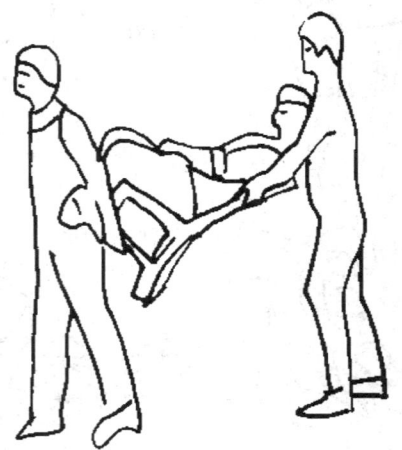

图3-59 双人椅式搬运法

第三章 现场急救的常见技术

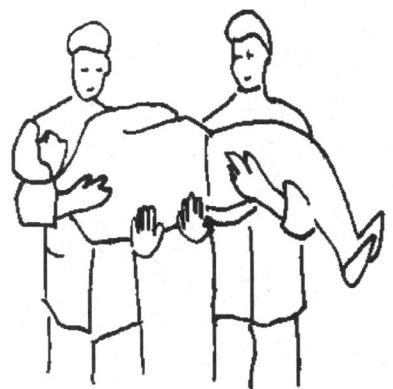

图 3-60 双人卧式搬运法

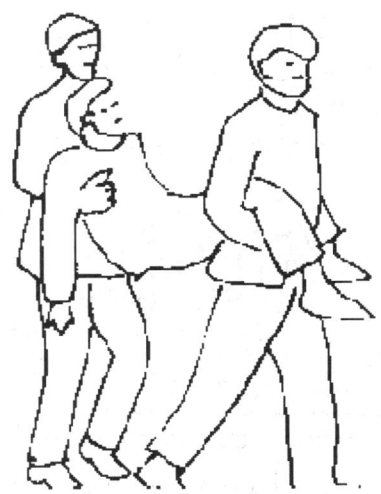

图 3-61 双人拉车式搬运法

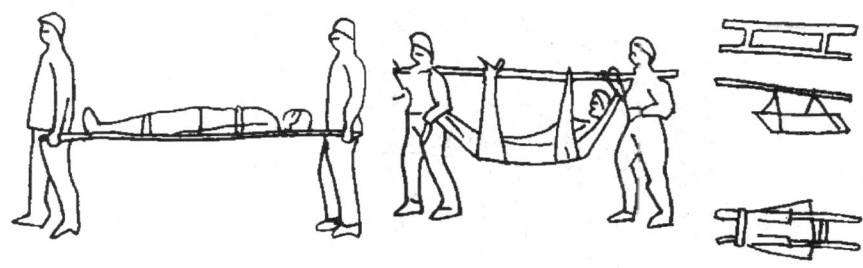

图 3-62 简易搬运工具搬运法

## 三、多人搬运法

多人搬运法（适用于较重伤病者），有多人抱持搬运法、推滚搬运法和担架搬运法（见图 3-63、图 3-64、图 3-65）。如没有搬运工具，可以利用现场条件制作简易搬运工具搬运。

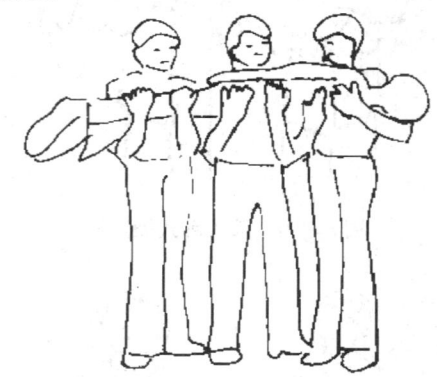

图 3-63　三人抱持搬运法

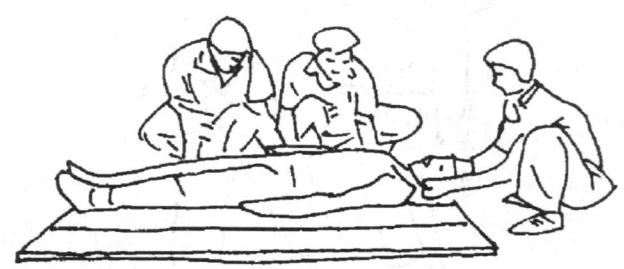

图 3-64　腰椎骨折固定法及推滚搬运法

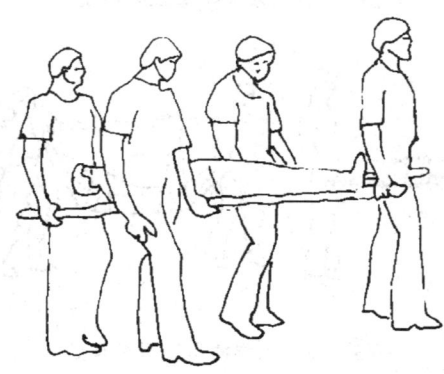

图 3-65　简易担架搬运法

凡怀疑有脊椎骨及脊髓损伤者,按脊椎骨折处理。在搬运伤者时,由3~4人合作,其中一人指挥,平起平放,使伤者处于伸展位,脊柱不可扭转或前后晃动。三人动作必须协调。一人抬肩及头部,一人平抬二下肢及臀部,一人平抬背腰部。担架应是硬的平板,如为软的担架,伤者可取俯卧位。搬运颈椎伤者,除注意以上几点外,应由一人双手把持住伤者头部,略向头颈部作牵引,即双手放在下颌两侧并向顶部轻拉。颈部两侧用衬垫物保持稳定,颈后用布卷垫好,保持颈椎生理弧度,平放仰卧在担架上。对于脊椎骨折者绝对不可采取一人抬肩、一人抬腿的错误搬运法。如果要用车辆搬运时,根据伤者的情况,可取坐、卧位运送,车辆运行速度不宜过快,应避免震动。

## 第五节 现场徒手心肺复苏

心脏停搏、呼吸骤停是最紧急的情况,引起心肺骤停的原因有急病、创伤、中毒、溺水、触电等。如不能在现场得到及时、正确的抢救,患者将因全身严重缺氧而由临床死亡转为生物学死亡。相反,如能在现场及时、正确地抢救,则部分生命可被拯救。据统计,70%以上的猝死发生在入院前,其中,冠状动脉粥样硬化性心脏病(简称冠心病)和脑卒中占猝死的首位。婴幼儿猝死常由呼吸道感染引起;青年人的猝死以心肌疾病为主。

在常温下,心脏停搏3秒病人就感到头晕;停搏10秒即出现昏厥;停搏30~40秒后瞳孔散大;停搏60秒后呼吸停止、大小便失禁;停搏4~6分钟后大脑发生不可逆的损伤。因此,对心脏停搏、呼吸骤停病人的抢救,应当在4分钟内对其进行心肺复苏,开始复苏的时间越早,病人的成活率就越高。据统计,在心脏停搏4分钟内进行基础生命支持(basic life support, BLS),并于4分钟内进行进一步生命支持(advanced life support, ALS),则病人的生存率达43%。BLS和ALS开始的时间与病人存活率的关系见表3-1。

**表3-1 BLS和ALS开始的时间与心脏停搏病人存活率的关系**

| 开始BLS的时间<br>(分钟) | 开始ALS的时间<br>(分钟) | 存活率<br>(%) |
| --- | --- | --- |
| <4 | <8 | 43 |
| <4 | <16 | 10 |
| 8~12 | <16 | 6 |
| 8~12 | >16 | 0 |
| >12 | >16 | 0 |

## 一、《2010 年新指南》发表

作为全球公认的"第一救命技术",心肺复苏术已走过 50 个春秋。在 2010 年 11 月 20 日召开的"2010 年国际当代救援医学论坛"上,来自美国心脏协会的专家带来了最新发表的《2010 年新指南》,该指南摒弃了旧指南中划一的规定,根据施救者技能、环境条件等制定了不同的施救方法。根据《2010 年新指南》的相关修改内容,病人心脏衰竭时,如果只有一人施救,第一步应是胸部按压,然后才是检查病人的呼吸道和进行人工呼吸。对于没有接受过相关培训的施救者,胸部按压是最为有效的提高病人生存几率的方法。对于没有接受过心肺复苏术训练的施救者,其遇到心脏病发作的患者时,应该拨打急救电话并尽快按压患者胸部,不要花时间探测呼吸和脉搏。

### (一)《2010 年新指南》的特点

1. 强调胸部按压的重要性

胸部按压的重要性具体表现为:(1) 胸外按压能够向心脏和脑提供重要的血流量。研究表明,心脏骤停时,患者经过抢救的生存率要比那些未作心肺复苏术的高。(2) 动物数据表明,延误胸外按压会减少生存率,所以被延误的情况应最小化。(3) 胸外按压不受体位的影响,可以即时进行,而定位头部和进行嘴对嘴呼吸都需要花费时间。(4) 在双人抢救时,C(胸外按压)→A(开放气道)→B(人工呼吸)的优势更突出,在第一个抢救者进行胸外按压的同时,第二个抢救者施行开放气道。在开始做人工呼吸时,第一个 30 次胸外按压也就结束了。(5) 不管是单人抢救还是多人抢救,以胸外按压开始心肺复苏不会推迟进行人工呼吸,这点应该明确。

2. 取消"一听二看三感觉"

对于没有意识、呼吸停止或不能正常呼吸的成人,应首先给予胸外按压。因此,呼吸作为心脏骤停后简要检查的一部分,应放在胸外按压,开放气道,二次通气之后,可以争取更多的时间,保证快速及时地进行心脏按压。

### (二)《2010 年新指南》与《2005 年指南》在内容上的不同之处

《2010 年新指南》与《2005 年指南》相比,对以下三方面内容作出了修改:
(1) 胸外按压频率由"100 次/分"修改为"至少 100 次/分";
(2) 按压深度由"4~5 厘米"修改为"至少 5 厘米";
(3) 强化按压的重要性,按压间断时间不超过 5 秒。

## 二、现场徒手心肺复苏救生术的操作程序及注意事项

### (一) 确定意识状态

判断患者意识是否丧失,应在 5~10 秒内完成。

1. 方　　法

抢救者可轻拍或轻摇患者的肩部,高声喊叫:"喂,你怎么啦?"如抢救者认识患者,则最好直接呼喊其姓名;如无反应,也可用刺激的方法,如用手指甲掐压患者的人中穴、合谷穴,或拍打其肩膀、面颊等处(见图 3-66)。

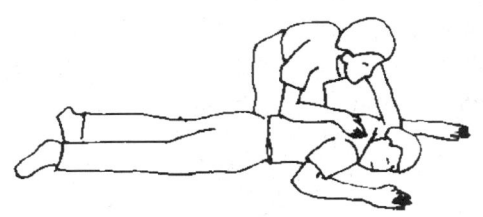

图 3-66　判断意识

2. 注意事项

患者一旦出现眼球活动或四肢活动及疼痛反应,应立即停止掐压穴位。严禁摇动患者头部,以免损伤颈椎。若现场有患者亲人或旁人提供患者意识丧失的可靠信息,则可省略以上步骤。

### (二) 呼救及招人协助

一旦确定患者已昏迷,应立即呼救,招呼最近的响应者。

1. 方　　法

大声叫:"有人吗?""来人啊!""救命啊!"(见图 3-67)

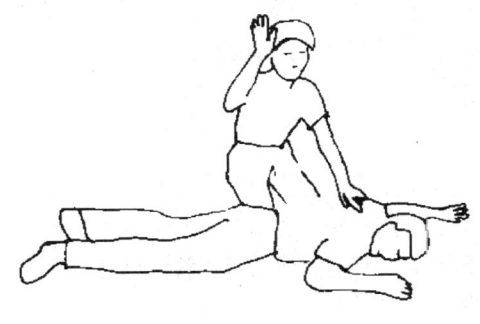

图 3-67　呼　　救

### 2. 注意事项

协助者的主要任务是协助现场抢救人员作心肺复苏初级救生工作。在向急诊医疗救护系统求救时，应讲清事故地点、回电号码、患者病情和治疗简况，绝不可离开患者去呼救。

### (三) 无呼吸或呼吸异常时的处理方法

#### 1. 方法

患者无呼吸或呼吸异常时，应将其放置为心肺复苏体位。具体的操作方法是：将患者仰卧于坚实平面（如木板）上，使头、颈、躯干无扭曲，平卧有利于血液回流，并泵入脑组织，以保证脑组织血供。

如果需要翻动患者时，务必使其头、肩、躯干、臀部同时整体转动，防止扭曲。翻动时尤其要注意保护其颈部，抢救者一手托住其颈部，另一手扶住其肩部，使患者平稳地转动为仰卧位（见图3-68）。

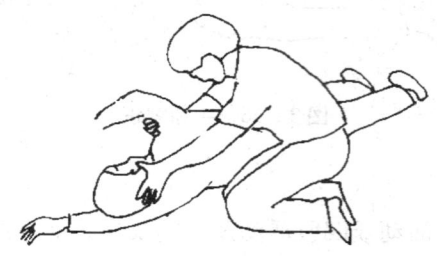

图3-68 调整体位

#### 2. 注意事项

抢救者跪于患者肩旁，将患者近侧的手臂直举过头，拉直其双腿或使膝略呈屈曲状。

### (四) 抢救者的位置

抢救者应跪于患者的肩部水平位置，这样不需移动膝部就能实施人工呼吸和胸外心脏按压，且有利于观察患者的胸腹部。

### (五) 心脏体外按压

#### 1. 方法

（1）定位。胸部正中处，胸骨柄与两乳头连线的中点是按压的位置。

（2）按压。抢救者双臂伸直，肘关节固定不动，双肩在患者胸骨正上方，用腰部的力量垂直向下用力按压。成年人频率为每分钟不少于100次；成年人深度不少于5厘米（见图3-69）。

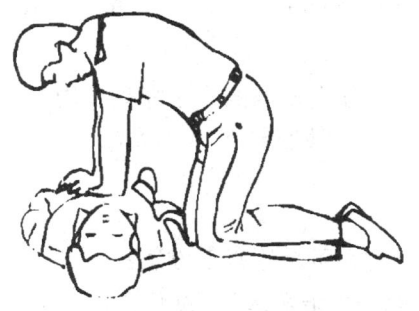

图 3-69　心脏体外按压

2. 注意事项

围绕保证高质量按压来进行。

（1）按压时手指不应压在胸壁上，否则易造成肋骨骨折。

（2）按压速度不宜过快或过慢。

（3）按压位置应正确，否则易造成剑突、肋骨骨折而致肝破裂、血气胸；按压时施力要垂直，否则易致压力分解，摇摆按压易造成按压无效或严重并发症。

（4）冲击式按压、抬手离胸、猛压等，易引起骨折；按压频率要适宜，力量因年龄不同而异。

（5）如果是双人对儿童急救，心脏体外按压可以使用环抱式进行（见图3-70）。

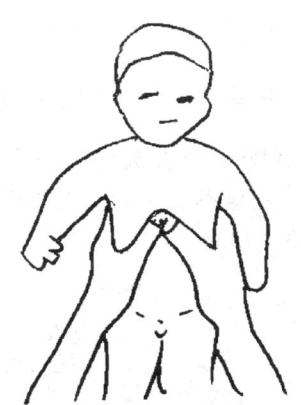

图 3-70　儿童环抱式心脏体外按压

（6）最大限度地减少中断，保证按压的连续性。

（7）保证胸廓完全回弹后再按压下一次。

(8) 按压与抬起所用的时间应该一样长,各占一次按压的 50%。

## (六) 打开呼吸道

凡意识丧失的患者,即使有微弱的自主呼吸,均可由于舌根回缩或坠落,而不同程度地堵塞呼吸道入口,使空气难以或无法进入肺部,这时应立即通畅呼吸道。

1. 方　　法

在抽掉患者枕头的同时,可采用以下方法:

(1) 仰头举颌法(或仰头举颏法)。抢救者将一只手的小鱼际肌放置于患者的前额,用力向下压,使其头后仰,另一只手的食指、中指放在下颌骨下方,将颌部向上抬起。这是一种最常用的开放呼吸道徒手操作法,但操作时应注意手指不要压迫颌下软组织,以防呼吸道受压;也不要压迫下颌,使口腔闭合;有假牙者不必取出,因举颌可使牙托复位,有利于人工呼吸(见图3-71)。

(2) 双手抬颌法。抢救者位于患者头侧,双肘支撑在患者仰卧平面上,双手紧推双下颌角,下颌上移,拇指牵引下唇,使口微张。此法适用于颈部有外伤者。因此法易使抢救者操作疲劳,也不易与人工呼吸相配合,故在一般情况下不予应用(见图3-72)。

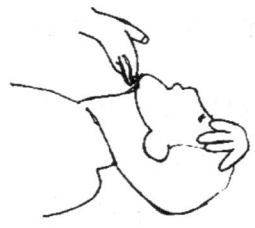 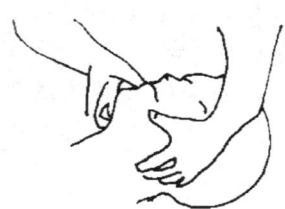

图3-71　仰头举颌法打开呼吸道　　　　图3-72　双手抬颌法打开呼吸道

(3) 仰头抬颈法。抢救者跪于患者头侧,一手置于患者前额使其头后仰,另一手放在颈后,托起颈部。注意不要过度伸展颈椎;有假牙者须取出,以防松动的牙托堵塞呼吸道(见图3-73)。

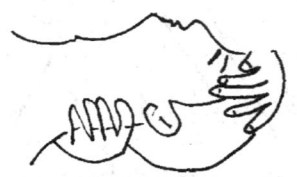

图3-73　仰头抬颈法打开呼吸道

2. 注意事项

如果口腔内、鼻腔内有异物,要清理干净,方法是使伤病者头偏向身体一侧,直接用手抠就可以了,有条件的,可以用毛巾等蘸擦。成人下颌和耳垂的连线与地面垂直,儿童下颌和耳垂的连线成60°、婴儿口鼻连线与胸廓平行时,呼吸道完全打开(见图3-74)。

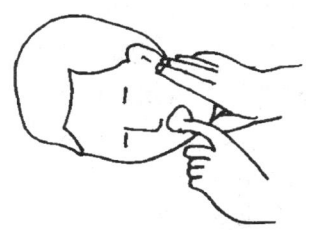

图3-74 清理口腔异物

(七)人工呼吸

实施人工呼吸。正常大气中含21%的氧,二氧化碳含量甚微,而正常人的呼气中含16%的氧、5%的二氧化碳;人工呼吸时,呼气的氧含量可增至18%,而二氧化碳含量降至2%。因此,只要抢救者能高度通气,则呼气中的氧即足以维持患者生命所需要的氧浓度。

1. 方　　法

如果是单人急救,心脏体外按压30次后,进行2次人工呼吸,在做人工呼吸时要确保患者的呼吸道畅通。如果是双人急救,在一个人按压心脏时,另一人可以打开呼吸道,准备人工呼吸。当按压者按压30次后,另一人即可迅速进行人工呼吸。

具体的操作方法是:首先要保持被救者呼吸道通畅,抢救者用按于被救者前额一手的拇指与食指捏紧被救者鼻翼下端,然后深吸一口气,张开嘴巴,双唇包绕封住被救者的嘴外缘,用力向被救者口内吹气。吹气要深而缓慢,每次吹气量约400~600毫升(成人被救者需要量),或每次吹气时观察被救者胸部上抬即可,应连续两次吹气(见图3-75)。

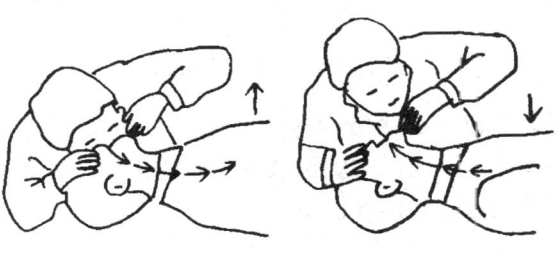

图3-75 人工呼吸

2. 注意事项

（1）口对口吹气时，应注意每次吹气量不要过大，若超过1200毫升则可能造成胃扩张。

（2）吹气时不要按压胸部，以免肺部受损伤或气体进入胃内。

（3）抢救者包住被救者嘴唇、捏住被救者鼻子，避免漏气。

（4）按压和吹气频率要掌握好。

（5）呼吸道打开要彻底，使被救者颈部平行于地面。

（6）吹气要缓慢；当被救者牙关紧闭、口腔严重损伤或颈部外伤时应该慎用此法。

（7）因年龄不同，通气量应有所不同。儿童肺活量较小，故吹气量和速度应视儿童体格大小而定，一般以胸廓上抬为准。

（8）口对口鼻吹气适用于婴幼儿。操作时，先将婴幼儿头后仰，下颌部轻轻向上抬起，使患儿的口、鼻孔充分开放。抢救者深吸气后用口包住患儿口鼻，吹气时注意患儿胸部有无抬起。

（八）急救周期和时间

一般做5个循环后检查伤病者心跳和呼吸是否恢复，如果没有恢复，要继续坚持做，直至复苏、移交给医生或40分钟以上无生命体征才可以停止。

1. 判断有无呼吸

（1）方法。抢救者可将自己的耳朵贴近伤病者的口鼻，或侧头注视伤病者的胸腹部，从以下三个方面判定呼吸是否存在：①看伤病者胸部或上腹部是否有呼吸起伏；②听伤病者口鼻有无出气声；③抢救者面颊部有无气体吹拂感（见图3-76）。

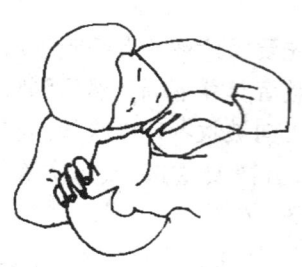

图3-76 检查有否呼吸

（2）注意事项。判断有无呼吸的整个过程要求在10秒内完成。如断定伤病者有呼吸，则保持呼吸道通畅，并置伤病者于昏迷体位；若无呼吸，则需保持伤病者处于仰卧位，并进行心脏体外按压和人工呼吸。

2. 判断有无心跳

(1) 触摸颈动脉法。触摸颈动脉是简便易行的方法,采用正确位置,未触到搏动即证实心跳停止。疑有错误时,应检查伤病者有无意识、呼吸、瞳孔散大、面紫绀、苍白,再加上触不到颈动脉搏动,才可判断心跳是否停止。检查时间不超过10秒钟。具体方法:①使伤病者处于仰卧位。②颈动脉在男性喉结两侧1~1.5厘米处,触摸时,抢救者一手轻按伤病者前额,一手触摸颈动脉。如能触到搏动,则收缩压还不低于8千帕(60毫米汞柱),证明心跳未停止。③触摸颈动脉压力不宜过重过大,禁止同时触摸两侧颈动脉,以防影响血液循环。④触摸颈动脉时,不能压迫气管,以防造成呼吸道阻塞。⑤颈动脉处有创伤或是颈肌肥厚(包括儿童),可改为触摸肱动脉或股动脉(见图3-77)。

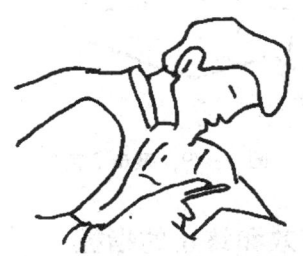

图3-77　触摸颈动脉检查心跳

(2) 触摸肱动脉法。具体方法是:在肘窝上,于肱二头肌腱上内侧可摸到肱动脉的搏动,此处亦是测量血压时的听诊部位(见图3-78)。

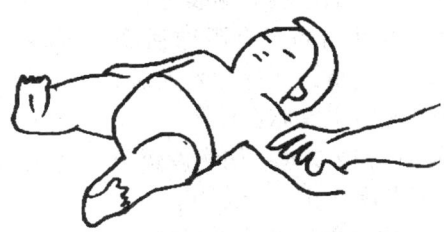

图3-78　检查儿童心跳(触摸肱动脉法)

(3) 触摸股动脉法。具体方法是:在腹股沟韧带稍内侧的下方,能摸到股动脉搏动,则收缩压在9.33千帕(70毫米汞柱)。

(4) 触摸桡动脉法。具体方法是:桡动脉在腕部桡骨头的外侧,腕横纹的外上侧,能摸及桡动脉搏动,则收缩压在12千帕(92毫米汞柱),但还应注意脉率,如大于120~140次/分时,提示有大量出血,必须立即采用止血措施。

3. 判断是否恢复了心跳

伤病者(尤其是心脏病发作者,此方法作用相当于电除颤仪)心搏骤停,应立即使伤病者仰卧于坚硬的木板或水泥地面上。抢救者右手握拳，拳心向下，快速地从 20~30 厘米的高度猛击患者两乳头连线中点处（即心前区），连续叩击 1~2 次之后，判断是否恢复了心跳（见图 3-79）。

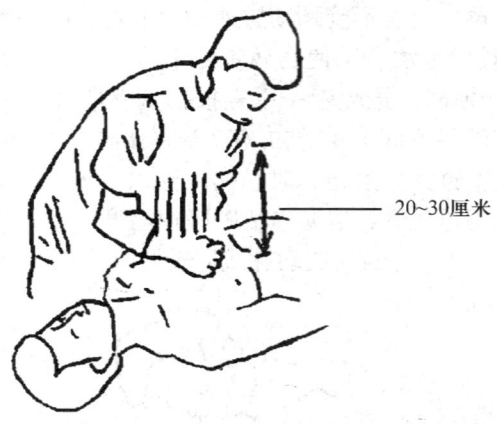

图 3-79 敲击心前区

### 三、现场心肺复苏有效和终止的指征

在操作过程中应时刻注意伤病者的生命体征情况。首先要观察颈动脉搏动，有效时每次按压后就可触到一次搏动。若停止按压后搏动停止，表明应继续进行按压；如停止按压后搏动继续存在，说明伤病者自主心搏已恢复，可以停止胸外心脏按压；若无自主呼吸，人工呼吸应继续进行，或自主呼吸很微弱时仍应坚持人工呼吸。复苏有效时，可见伤病者有眼球活动，口唇、甲床转红，甚至脚可动；观察瞳孔时，瞳孔由大变小，并有对光反射。

当有下列情况时可考虑终止复苏：

（1）心肺复苏持续 30 分钟以上，伤病者仍无心搏及自主呼吸，现场又无进一步救治和送治条件，可考虑终止心肺复苏。

（2）伤病者脑死亡。脑死亡的具体表现包括：

①不可逆的深度昏迷，即对外界刺激失去反应，甚至最强烈的疼痛刺激也不能引起反应。

②脑反射全部消失，包括瞳孔反射、角膜反射等消失。

③无自主呼吸。观察 30 分钟到 1 小时都不见自主呼吸，即为无自主呼吸。

④大脑电活动停止，即脑电图呈现平直或等电位图像。

⑤脑循环停止，即用脑血管造影等方法均查不到脑循环存在。

（3）当现场危险威胁到抢救人员安全（如雪崩、山洪暴发等），以及医学专业人员认为伤病者已死亡，无救治指征时，可终止心肺复苏。

# 第四章 一般损伤的现场急救

## 第一节 头部损伤的现场急救

颅脑是人体极为重要的器官,缺氧 5 分钟即可造成脑死亡。颅脑损伤很常见,车祸,高处坠落,其他钝器、斧刃等锐器击打、枪弹击伤、爆炸等均可造成颅脑损伤;损伤轻时仅出现头皮血肿,开裂伤;重时出现颅骨骨折,颅内血肿,脑挫裂伤;脑组织受损时出现意识障碍。颅内血肿及脑组织损伤均可继发脑水肿,导致颅内压增高,严重时形成脑疝,出现瞳孔改变,影响呼吸、循环功能,死亡率较高。

### 一、头部损伤的判断

#### (一) 头皮挫裂伤

头皮挫裂伤多为头部撞击钝物或头部被重物击中所致。主要表现为:
(1) 头皮完整连续;
(2) 少数头发折断和脱落;
(3) 局部出现肿胀,皮下淤血;
(4) 压痛;
(5) 头皮全层、头皮组织部分或完全断裂,有外出血。

#### (二) 头皮撕脱伤

头皮撕脱伤多见于女性,长发受外力撕拽,或者细长的锐器刺入头皮后挑撕均会造成该损伤。主要表现为:
(1) 头皮连同帽状腱膜撕脱;
(2) 头皮整层缺损;
(3) 颅骨外露。

#### (三) 头皮血肿

头皮血肿多为钝物击伤头部或头部撞击钝物所致。按照血肿所处的头皮层次不同，头皮血肿可表现为：

（1）皮下血肿；

（2）帽状腱膜下血肿；

（3）骨膜下血肿。

### （四）颅底骨折

颅底骨折主要表现为：

（1）血液及脑脊液自鼻腔、口腔流出，可出现脑脊液鼻漏，双眼"熊猫眼"征；

（2）血液及脑脊液自外耳孔流出，有颞部肿胀、耳后淤血斑、枕部肿胀、咽后壁血肿等症状，常出现声音嘶哑、吞咽困难等。

### （五）脑震荡

脑震荡主要表现为：

（1）有明确的头部撞击史；

（2）短暂意识障碍，程度较轻，有逆行性遗忘；

（3）可有头晕、头痛、恶心、呕吐等症状，一般数日内消失；

（4）可有自主神经功能紊乱表现，如情绪不稳、易激怒、心烦、注意力及记忆力下降。

### （六）脑挫裂伤

脑挫裂伤主要表现为：

（1）头部有明确的撞击点；

（2）意识障碍的时间多较长，一般在半小时以上，长则可达数日、数月；

（3）以剧烈头痛、烦躁及昏迷为主。

### （七）脑干损伤

脑干损伤主要表现为：

（1）头部有明显的旋转损伤或甩鞭损伤；

（2）多有严重的意识障碍，持续时间较长，恢复较慢。双瞳孔大小多变，生命体征不稳定，受损严重者，可长期昏迷。

### （八）硬脑膜外血肿

硬脑膜外血肿主要表现为：

（1）头外伤后发生短暂昏迷，随后清醒，再次发生昏迷；

（2）在中间清醒期内常有剧烈头痛、恶心、呕吐、躁动不安；可有偏瘫、失语；

（3）瞳孔两侧不对称、不等圆，散大或缩小均表明有颅内严重病变。

## （九）开放性颅脑损伤

开放性颅脑损伤主要表现为：

（1）伤口出血，部分可见脑脊液和脑组织外溢；

（2）轻者无意识障碍，重者可持续昏迷。

## （十）脑　膨　出

脑膨出主要表现为：

（1）伤者多有明确的头部外伤史；

（2）局部头皮膨隆变薄，脑组织向外呈蕈状突出。

## 二、头部损伤的现场急救方法

### （一）头皮挫伤、出血

头皮挫伤、出血的急救方法是：局部清洁，预防感染。由于头部表面血管丰富，轻微的伤害也易出血，因此，可采取直接压迫止血法。

### （二）头皮裂伤

头皮裂伤的急救方法是：加压包扎止血。具体操作见本书第三章。

### （三）头皮撕脱伤

头皮撕脱伤的急救方法是：

（1）加压包扎止血，伤口覆盖无菌敷料后，用纱布、棉花、毛巾、衣服等折叠成相应大小的垫，置于无菌敷料上面，然后用绷带、三角巾等紧紧包扎，以停止出血为度。这种方法用于小动脉以及静脉或毛细血管的出血。但伤口内有碎骨片时，禁用此法，以免加重损伤（见图4－1）。

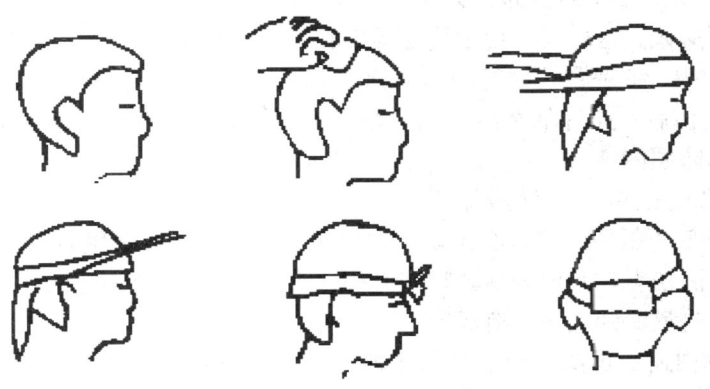

图4－1　头部包扎法

（2）低温保护头皮组织，把冰袋或冰毛巾放在头部，冷敷约20分钟，使局部皮肤温度下降到10℃～15℃之间为合适。寒冷使血管收缩，可减少或停止出血，冷敷还有麻醉、镇痛、消肿、缓解肌肉痉挛的作用。

### （四）脑震荡

脑震荡的急救方法是：使伤者安静，卧床休息，消除顾虑。

### （五）脑挫裂伤

脑挫裂伤的急救方法是：

（1）轻症可按脑震荡处理。

（2）昏迷伤者应保持呼吸道通畅。对于昏迷的伤者一定要平卧，且将其头部后仰、偏向一侧，及时清理伤者口腔的分泌物，防止误吸造成呼吸道堵塞窒息。

### （六）脑脊液漏

脑脊液漏的急救方法是：

头高卧位休息，禁忌阻塞鼻孔和外耳孔，保持局部清洁，避免颅内压增高。

### （七）脑组织溢出

如果伤者骨折穿破头皮或有脑组织膨出，可按腹腔脏器膨出的急救方法处理。具体操作请参考本章第三节。

## 三、头部损伤的现场急救注意事项

（1）病人平卧休息。

（2）迅速止血包扎伤口。

（3）解开领扣、裤带以利呼吸。

（4）昏迷伤员颈部后仰，头偏向一侧，以防窒息，不要掐人中或摇动头部以试图弄醒病人，这样反而会加重脑损伤和出血的程度。

（5）呼吸、心跳停止时行心肺复苏术。

（6）受伤后，如有脑脊液流出，最好不要用纱布、脱脂棉等塞在鼻腔或外耳道内，以防颅内感染。

（7）即使无昏迷也应禁食、禁水。

（8）颅底骨折后，很快会出现颅内出血。伤者出现呼吸困难、昏迷等症状。抢救者应清除伤者口腔内的呕吐物和血块，头向一侧，牵拉出舌头，以防止舌头后附和呕吐物反流到气管，造成窒息。

（9）颅内血液可渗入组织疏松的眼眶周围，形成血肿，并使眼球突出。此时，切勿用棉球、纱布或其他物品填塞。因为可能造成血液反流，引起颅内压升高，细菌也能趁机逆行到颅内引起脑膜发炎。此时，抢救者应用消毒棉花或纱布轻擦流出的血液，保持局部清洁，速送医院。

（10）当儿童头部受伤后，常常满不在乎，但数小时后发生呕吐的话，应当警惕，并马上去医院看急诊。

（11）当头部外伤后，常发现头颅有凹陷，应尽快去医院，否则，颅骨凹陷会压迫大脑，进而引起大脑萎缩，这常常成为以后癫痫的原因。

（12）严重的脑外伤可引起神经质，希望周围的人注意观察伤者的状态，以免忽略危险的情况。

## 第二节　颈部损伤的现场急救

### 一、颈部损伤的判断

颈部软组织挫伤可见于刎颈造成颈部动静脉或气管、食管断裂，致脑部无血供及过多失血而休克死亡。其中，血管断裂较气管断裂更为致命。

颈椎骨折常见于跳水误跳入浅游泳池，或从很高的地方坠落，以及交通事故等，由于颈部受到牵拉或挤压，导致颈椎椎骨骨折、错位等，这时，往往伴有剧烈疼痛、无法抬头等表现。

### 二、颈部损伤的现场急救方法及注意事项

#### （一）颈部软组织创伤的现场急救

（1）最重要的现场急救是止血，无论是动脉还是静脉破裂，均应迅速用无菌棉垫或消毒纱布多层压迫止血。然后进行包扎，注意包扎力量适度，不要影响正常呼吸（见图4-2）。

（2）若出血不多，而气管、食管破裂，则应及时擦净血污或食物残渣等，防止从气管断裂处吸入气道而造成窒息。

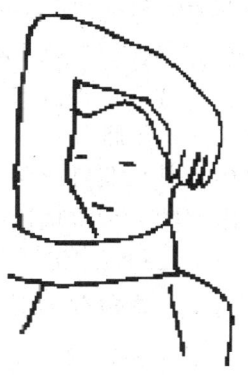

图4-2　颈部包扎

#### （二）颈部骨折的现场急救

（1）如果骨折时伤者的意识已经丧失，最基本的紧急处理是，若没有心跳，应进行心脏体外按压，以保证呼吸道畅通（此时千万不要让头扭动，只让颈部向前伸即可）。

（2）当搬运颈椎骨折（高位胸椎骨折）伤者时，要用门板或梯子做担架。千万不要让颈部活动，把毛巾、毛毯等放到头部周围，用砖、石头等把头部固定，避免晃动。

（3）及时联系医院抢救。

## 第三节 胸腹部创伤的现场急救

### 一、胸部创伤的现场急救

胸部受伤,如伤势较轻,只是胸壁被擦、受挫或打击,主要是胸壁痛,经过止痛、热敷、服用舒筋活血药等治疗即可,一般不需要现场急救;如伤势较重,可能有肋骨骨折,以及由此引起的血胸、气胸或血气胸,将引起严重的呼吸困难,以至休克,甚至死亡。

#### (一) 胸部创伤的判断

胸部创伤主要表现为:

(1) 胸部多受到直接或间接的外力作用。

(2) 胸部感觉局部疼痛,且随咳嗽、深呼吸或身体转动等运动而加重,有时伤者自己可同时听到"咯噔咯噔"的声音,或感觉到肋骨骨折处有骨摩擦感,这是肋骨骨折最明显的症状。

(3) 呼吸困难、费力,面色紫绀。

(4) 胸壁浮动,反常呼吸。吸气时浮动的胸壁塌陷,呼气时则向外隆起,这种现象恰与正常呼吸运动相反,往往是多根肋骨骨折所造成的。

(5) 咯血,喉以下呼吸道出血。

(6) 休克,多有出冷汗、呼吸急促、脉搏细弱、头昏眼花、口渴等症状。主要原因是疼痛与失血。

(7) 按压胸骨或肋骨的非骨折部位(胸廓挤压试验)而出现骨折处疼痛(间接压痛),或直接按压肋骨骨折处出现直接压痛阳性,或可同时听到骨摩擦音、手感觉到骨摩擦感和肋骨异常活动度。

#### (二) 胸部创伤的现场急救方法

1. 胸部挫伤的处理

胸部挫伤仅表现为局部血肿、青紫、皮肤损伤,现场不需处理。但要注意是否存在肋骨骨折及脏器损伤。

2. 胸壁裂伤的处理

胸壁伤口要立即包扎。伤口如与胸腔相通,有气泡或"吱吱"声即为开放气胸,最好用干净的纱布之类的物质堵塞伤口,迅速转送医院。

3. 肋骨骨折的处理

肋骨骨折在胸部伤中约占61%~90%。不同的外界暴力作用方式所造成的肋骨骨折病变具有不同的特点。作用于胸部局限部位的直接暴力所引起的肋骨骨折,断端向内移位,可刺破肋间血管、胸膜和肺,产生血胸、气胸或血气胸。间接暴力,如胸部受到前后挤压时,骨折多在肋骨中段,断端向外移位,刺伤胸壁软组织,产生胸壁血肿。枪弹伤或弹片伤所致肋骨骨折常为粉碎性骨折。儿童的肋骨富有弹性,不易折断;成人,尤其是老年人,肋骨弹性减弱,脆性增强,容易骨折。

肋骨骨折可以是单根或多根骨折,可发生在一侧或双侧。多根肋骨骨折时胸壁凹陷。呼吸时由于胸廓活动,骨折处疼痛加重。肋骨骨折常合并血胸,引起呼吸困难。

(1) 单根肋骨骨折。对于无并发症的肋骨骨折可用6~7厘米宽的胶布,于病人呼气末,由后至前紧贴于骨折侧的胸壁上,胶布两端均超过前、后中线5~10厘米,胶布由下向上逐条相叠2~3厘米。如无胶布,可用绷带环绕胸部紧紧包扎固定。

(2) 多根肋骨骨折。在呼气时用棉垫或其他布卷压在浮动的胸壁处,用绷带加压包扎以减少活动范围,纠正反常呼吸运动,减轻疼痛。

4. 血胸和气胸

血胸和气胸属重症损伤,抢救前,要保持病人安静,迅速转送医院治疗。血胸和气胸病人呼吸困难,可适当垫高上半身,以利于呼吸。

开放性气胸是因锐器刺破胸壁及胸膜,使胸膜与外界空气直接相通。处理方法同胸壁裂创。

(三) 胸部创伤的现场急救注意事项

(1) 密切观察伤者生命体征,注意神志、瞳孔、胸腹部和肢体活动情况,有无气促、发绀、呼吸困难等现象,注意呼吸频率、节律、幅度及缺氧症状。

(2) 立即封闭开放性伤口,变开放性气胸为闭合性气胸,保持呼吸道通畅,尽快消除反常呼吸。

(3) 如果胸部骨折只是裂纹,断端未错开,则问题不大,只紧裹胸部即可。若是断端成叉,就要警惕,万一叉端戳破了胸腔,甚至伤及血管和肺,那么,血积在胸腔里就成了血胸;肺破气泄,气积在胸腔里,就成了气胸,进而把心肺压迫向对侧。此时,应让患者向下平卧,若呼吸停止,则进行人工呼吸,等待救护车。

## 二、腹部创伤的现场急救

腹部创伤不论平时还是战时都很常见。据国内有关统计数字显示,外科住院病人0.4%~1.8%为腹部创伤,战时为5%~8%。不论是开放性腹部创伤还是闭合性腹部创伤都会引起出血、内脏损伤、休克或感染,甚者死亡。

### （一）腹部创伤的判断

开放性损伤往往可以直接观察到，钝性物体导致的闭合性损伤就需要根据一些表现的有无来判断了。

腹部创伤主要表现为：

（1）腹痛，由局部向全腹部扩散，疼痛也在加重。

（2）休克，多有出冷汗、颜面紫绀、呼吸急促、脉搏细弱、头昏眼花、口渴、腹胀等症状，包括疼痛和失血。

（3）恶心、呕吐。

（4）胃肠道出血，可见伤者吐血。

### （二）腹部创伤的现场急救方法

（1）保持伤者安静，避免不必要的搬动。

（2）禁食、禁水，以免加重伤情。最好使用侧卧，以免吸入呕吐物窒息。

（3）伤者卧位，可屈膝，放松腹肌，减轻疼痛。

（4）用无菌纱布或三角巾包扎伤口。

（5）如果有肠管脱出腹腔者不要送回，用无菌或干净白布、手巾覆盖，以免加重感染，或用饭碗、盆等开口容器扣住外露肠管，再进行保护性包扎（详见第三章）。

（6）有刺器要固定好。异物刺入体内后，切忌拔出异物再包扎。因为这些异物可能刺中重要器官或血管，如果把异物拔出，会造成出血不止。此外，不要私自清洗伤口，以免造成大出血。正确的做法是，进行简单的包扎后，尽快由医务人员处理。正确的包扎方法是先将两块棉垫或替代品安放在异物显露部分的周围，尽可能使其不摇动，然后用棉垫包扎固定，使刺入体内的异物不会脱落。还可制作环形垫，用于包扎有异物的伤口，避免压住伤口中的异物。搬运中绝不允许挤撞伤处。

（7）迅速转送至医院治疗。

### （三）腹部创伤的现场急救注意事项

（1）绝对禁食、禁水。

（2）有刺器不能拔出，要固定好。

（3）有肠管脱出腹腔者一般不要送回。

（4）不要轻易搬动伤者。

## 第四节  四肢损伤的现场急救

四肢损伤与骨折可分为开放性或闭合性两种。闭合性损伤包括扭伤、脱臼等,开放性损伤主要是骨折、创口。

## 一、扭 伤

关节过猛扭转,撕裂附着在关节外面的关节囊、韧带及肌腱,就是扭伤。扭伤最常见于踝关节、手腕及下腰部。发生在下腰部的扭伤,就是平常说的闪腰、岔气。

痛是必然出现的症状,肿及皮肤青紫、关节不能转动,都是扭伤的常见表现。关节扭伤常会伴随肌腱组织撕裂或离位,伤者疼痛难忍,受伤部位肿胀,时间一长会出现青肿斑。

在各式运动伤害中,脚踝扭伤是相当常见的,尤其是篮球、足球运动员;而一般人即使在平日走路时,偶尔也会有这种惨痛的经历,对于这种伤害,许多人常不以为然或处理不当,而往往旧疾未愈,新伤复发,成为习惯性反复扭伤,影响运动机能与日常生活。

脚踝扭伤,轻者只是局部轻微疼痛,重者可出现整个足面淤青、肿胀,甚至寸步难行。

### (一) 扭伤的现场急救方法

(1) 在运动中扭伤手指或手腕,应立即停止运动。首先是冷敷,最好用冰。但一般没有准备,可用水代替。将伤肢泡在水中冷敷20分钟左右,根据伤情不同酌情掌握时间,然后用冷湿布包敷,再用"8"字形包扎法包扎手腕部(见图4-3)。用胶布把手指固定在伸直位置(见图4-4)。

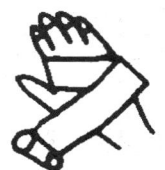 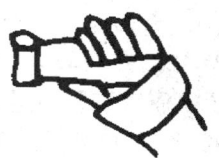 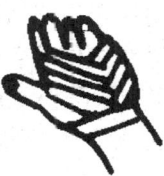

图4-3 手腕的包扎

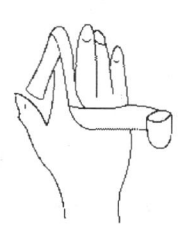 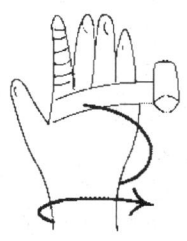 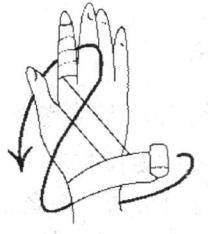 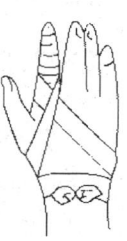

图4-4 手指的包扎

(2) 踝关节扭伤,用冷水浸泡扭伤的关节部位。伤者要静养。用枕头把小腿垫高,必要的话,用绷带支持(见图4-5)。扭伤脚踝后若仍必须赶路,就不要脱去靴子,否则,关节处的青肿会使你无法再把靴子套在脚上,同时,靴子还起到类同夹板的固定作用。

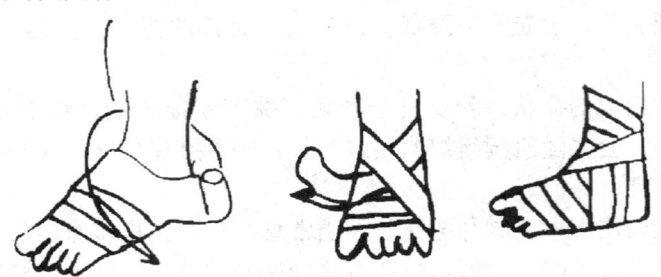

图4-5 脚踝的包扎

(3) 腰部扭伤也要静养。应在局部作冷敷,尽量采取舒服体位,或者侧卧,或者平卧屈曲,膝下垫上毛毯之类的物品。

(二) 扭伤的现场急救注意事项

(1) 腰肌扭伤,最重要的是安静,慌慌张张地跑医院是使伤情加重的原因。如果处理不当,会反复发作,可能发展成椎间盘脱出。

(2) 为防止再度发生踝关节扭伤,要在鞋底外侧后半段垫高0.5厘米(即在外侧钉一片胶皮或塑料),或佩戴护膝2~3周以保护韧带。

(3) 腰扭伤者最好睡硬板床,扎系宽腰带,并锻炼腰背肌。

(4) 切忌在扭伤的急性期不休息,并有较多活动,使软组织得不到修复时间,新鲜扭伤变成陈伤,局部持续疼痛、淤肿不退。

(5) 切忌施予不当的推拿和按摩,可能会加重发炎反应。踝关节扭伤可考虑暂时使用腋下拐杖,以避免走路时足部不当受力,影响复原或再次扭伤。休息时,尽可能把脚抬高,可促进血液循环,降低踝部肿胀。

(6) 伤者也应立即就医,以排除合并韧带断裂、骨折等可能性。

## 二、关节脱臼

(一) 关节脱臼的现场急救方法

1. 下颌关节脱臼的复位方法

下颌关节脱臼的症状是:伤者上下牙齿对合不齐,咀嚼肌紧张,下颌前移等。复位方法是:先将两手的大拇指包上纱布,放在对方两侧下臼齿上,拇指压迫两侧臼齿,其余四指握下颌弓,提起下巴向后上方轻推,大拇指从牙上滑出。

此时，可听到滑动声响，表示已复位。复位后，伤者上下牙齿可对齐，可自由张嘴，但在一个月内不宜大张嘴。

2. 肩关节脱位的复位方法

肩关节脱位的典型症状是：扁平方肩，肩峰下边有一凹陷，并且可摸到肱骨头，伤者的手不能贴胸去摸另侧肩。肱骨下脱位的整复时，伸臂，肩半外展，牵引，在腋内推肱骨头向上。复位方法是：前脱位时，要屈肘，上臂贴胸，外旋肩关节，肘贴胸向前移，横过胸前旋肩关节，将手放到内侧肩。后脱位时，使肩半外展，屈肘，外旋肩，肘向前移，用手推肱骨头。复位后，要用绷带固定一个半月。

3. 肘关节脱位的复位方法

肘关节脱位的症状是：脱位后肘关节肿胀，前臂不能屈。复位方法是：握住患者的前臂，慢慢牵引，保持牵引力，屈曲肘关节，恢复原来位置。

（二）四肢关节脱臼的现场急救注意事项

救护人员如不熟悉脱位的整复技术，不要贸然试行复位，以免增加伤者的痛苦，甚至使组织受伤加重。此时，可固定在原有位置保持安定，局部作冷敷，然后送医疗单位处理。如果是一般脱位，救护人员能够复位，也可在现场进行。

复位原则是放松局部肌肉，按损伤时的作用力向反方向牵引，首先拉开，然后旋转，用力不要过猛，复位后用绷带固定。

总而言之，创伤的现场急救，要遵循先救命后救伤的原则，施救者要沉着应对各种情况，针对不同情形采取不同措施，主要用到的急救操作如下：

（1）对心跳、呼吸停止者，现场施行心肺复苏。

（2）对失去知觉者宜清除口鼻中的异物、分泌物、呕吐物，随后将伤者置于侧卧位以防窒息。

（3）对出血多的伤口应加压包扎，有搏动性或喷涌状动脉出血不止时，暂时可用指压法止血。

（4）四肢大出血，在出血肢体伤口的近心端扎止血带（上肢扎在上臂的上1/3处，下肢扎在大腿中下1/3交界处），上止血带者应有标记，注明时间，并且每40分钟放松一次，以防肢体远端的组织缺血坏死。

（5）就地取材固定骨折的肢体，防止骨折的再损伤，找不到合适的夹板或替代物可以利用健侧肢体进行固定。

（6）遇有开放性颅脑或开放性腹部伤，脑组织或腹腔内脏脱出者，不应将污染的组织塞入，可用干净的碗等开口容器覆盖，然后包扎；避免进食、饮水或用止痛剂，速送往医院诊治。

（7）当有木桩等物刺入体腔或肢体，不宜拔出，要进行必要的固定。有时戳入的物体正好刺破血管，暂时起填塞止血作用，一旦现场拔除，将会导致大出血而来不及抢救，再者如果拔出过程中伤及重要器官，后果可能会更危险。

（8）若有胸壁浮动，应立即用衣物、棉垫等充填后适当加压包扎，以限制浮动；无法充填包扎时，应使伤者卧向浮动壁，也可起到限制反常呼吸的作用。

（9）若有开放性胸部伤，立即取半卧位，对胸壁伤口应行严密封闭包扎。使开放性气胸转变成闭合性气胸，速送医院。

（10）颅脑损伤脑脊液外漏，不能堵塞，以免增加颅内压和感染。

（11）在伤情不明的情况下，不要给伤者饮食。

（12）外伤肢体离断，对断肢不要清洗，冬天保护断肢不要冻伤，夏天低温保护伤肢，避免伤肢与液体接触，迅速连同伤者一起送往医院。

### 三、四肢骨折

骨折中最常见的是四肢某一部位的骨折。如果摔倒或受其他外伤以后，四肢的某个部位疼痛剧烈、发生畸形或活动受限，就要想到可能是发生了骨折。尤其是老年人，四肢受外伤更容易发生骨折。万一出现了骨折伤者，应进行紧急处理，然后送医院抢救。

（一）四肢骨折的判断

四肢骨折的类型和部位不同，其症状不完全相同，详见本书第三章内容。

（二）四肢骨折的现场急救方法

四肢骨折临时固定的主要目的是对伤处加以稳定，不使其活动，同时使伤者在运送过程中不因搬运、颠簸时断骨刺伤血管、神经，免遭额外损伤，减轻伤者痛苦，其要点是：

（1）止血要注意伤口和全身状况，如伤口出血，应先止血，后包扎固定。

（2）皮肤有破口的开放性骨折，由于出血严重，可用干净的消毒纱布压迫，在纱布外面再用夹板固定。压迫止不住血时，可用止血带，并在止血带上标明止血的时间。

（3）固定方法，可以用木板附在患肢一侧，在木板和肢体之间垫上棉花或毛巾等松软物品，再用带子绑好，松紧要适度。木板要长出骨折部位上下两个关节，做超过关节固定，这样才能彻底固定患肢。如果没有木板，可用树枝、擀面杖、雨伞、报纸卷等物品代替。

（三）四肢骨折的现场急救注意事项

（1）加垫。为使固定妥帖稳当和防止突出部位的皮肤磨损，在骨突处要用棉花或布块等软物垫好，要使夹板等固定材料不直接接触皮肤。

（2）不乱动骨折的部位。为防止骨断端刺伤神经、血管，在固定时不应随意搬动；外露的断骨不能送回伤口内，以免增加污染。但是，现场急救时，搬动伤者伤肢是难免的，如为避免环境造成伤者再次受伤，要先将伤者搬到安全的地方，在包扎固定时也不可避免地要移动伤肢，这时可以一人握住伤处上方，另一人握住伤处下端，沿着肢体的纵轴线作相反方向的牵引，在伤肢不扭曲的情况下让骨断端分离开，然后边牵引边同方向移动，另外的人可进行固定，固定应先捆绑断处上端，后绑下端，再固定断端的上下两个关节。

（3）固定、捆绑的松紧要适度，过松容易滑脱，失去固定作用，过紧会影响血液循环。固定时应外露指（趾）尖，以便观察血流情况，如发现指（趾）尖苍白或青紫时，可能是固定包扎过紧，应放松重新包扎固定。固定完成后应记录固定的时间，并迅速送医院作进一步的诊治。包扎固定过紧也能引起神经麻痹，铸成不可挽回的后果。当用夹板、绷带固定后，每隔30分钟用手指插进去查看一下，以确认松紧是否适当。

（4）固定时夹板的长短、宽窄要适当，应能将骨折处上下两个关节都固定，夹板不可直接接触皮肤，要用棉花、绷带或软布包垫，在夹板的两端、骨突处及空隙处要用棉花或软布填塞，避免产生压迫性损伤。

（5）绑缚夹板的宽带应先绑在近骨折处的上下端，然后分别绑在上下关节，在肢体的外侧打结，若肢体显著畸形而妨碍夹板固定时，可将伤肢沿其纵轴稍加牵引后再固定，固定要牢固，松紧度要适宜，过松会失去固定作用，过紧则会压迫神经、血管。

（6）上肢骨折夹板固定后要用悬臂带将伤肢挂于胸前，下肢骨折夹板固定后可与健肢绑缚在一起再行搬运。

### 四、四肢切割伤

在日常生活和家务劳动中，手的外伤几乎是难以避免的，尽快处理，将会减轻痛苦，缩短治愈时间。

手足切割伤常见于切菜、电锯、冲床等劳动时，其特点是创口较整齐，污染较轻，但流血较多，有时有肌腱、血管、神经损伤，严重的有断指（趾）或断肢。

#### （一）四肢切割伤的现场急救方法

（1）手足部切割伤的急救重点是止血。对于较小、较浅的切割伤，可采用直接压迫止血法；若单个手指伤口较深，出血较多，可用健侧食指、拇指在伤指两侧捏紧止血；若多个手指受伤出血，则可将健侧拇指按压于伤手手掌的中部，其余四指放在该手的手背对应处，与拇指对应用力挤压止血。在止血的同时应将伤肢抬高。当手被刺时，首先应该看有无刺入物，若有刺入物时就要设法挑出。方法是双手捏紧伤处，用火烧过或酒精消毒过的针拨开皮肤，挑出刺入物。

若足部受伤，在伤足的足背可触及足背动脉的搏动，用拇指按压此处即可起到止血作用。以上止血方法伤者本人即可实施，救助者可迅速寻找干净的绷带、手巾等为其包扎伤口。

（2）一旦发生手指离断损伤，在采用上述止血方法的同时，应迅速将离断肢体用干净的敷料包扎，冬天可保温避免冻伤转送；在炎热的夏天，可在断肢下放置冰块，但不可将断肢埋入冰块中，外裹保温物品即可转送。不要冲洗断肢，以防加重感染。同时，要向医院提供准确的受伤时间和现场情况。离断手指在常温下15小时内均有再植条件，冷藏处理后36小时内仍有再植条件。

（3）为了预防感染，伤口处最好涂以红汞，包扎的纱布应该是消毒的，可使用餐前擦手用的消毒湿巾等。

**（二）四肢切割伤的现场急救注意事项**

（1）应尽快使伤者连同伤肢离开现场，安全迅速地送往可接收的医疗单位。

（2）若肢体卷入机器，应立即停止机器运转，拆卸机器。绝不能倒转机器或强行撕拉肢体，免致重复损伤。

（3）若断肢有严重出血，不应盲目地用器械止血，以免损伤血管、神经等重要组织。一般情况下，采用局部加压包扎即可，若不奏效，则可用橡皮止血带。

（4）伤肢的创面（包括完全离断肢体的远端）应用清洁的敷料或棉织品敷盖，防止再污染。

（5）完全离断的远端肢体先行包扎，再视当时的气温条件决定是否给予降温措施。若气温超过20℃，则应在肢体的敷料外加冰袋降温，以延缓组织代谢速度。对不完全离断的肢体还应给予制动，防止运送途中再次损伤，而这也可减轻伤者的疼痛。

（6）在现场和运送途中，应注意观察有无并发症的出现。若有休克、昏迷等情况，应给予及时的处理。

（7）运送伤者前最好与有关医疗单位取得联系，以便做好各项准备工作。

（8）禁止将断指直接放入冰块中；禁止将断指浸泡在任何消毒液或生理盐水中；禁止将断指放入衣袋中或藏于腋下。

# 第五章　中毒的现场急救

## 第一节　中毒概述

### 一、毒物和中毒

毒物，是指在一定条件下，以较小剂量给予时，可与生物体相互作用，引起生物体功能性或器质性损害的化学物。毒物和非毒物之间并不存在绝对的界限，而只能以引起中毒的剂量大小相对地加以区别。

中毒是生物体受到毒物作用而引起功能性或器质性改变后出现的疾病状态甚至死亡。

中毒按其发生、发展的过程，可分为急性中毒、亚急性中毒、慢性中毒。

在短时间内进入人体相对较大量毒物，迅速引起严重中毒症状甚至危及生命时，称为急性中毒。相对较小剂量在一段时间多次给予人体，可能会造成慢性中毒。例如，长期生活在被某种毒物污染的环境下，可能出现慢性中毒，常有铅中毒、汞中毒等。介于急性中毒和慢性中毒之间的为亚急性中毒。现场急救是针对急性中毒而言的。急性中毒一般表现起病急、潜伏期短，如在高浓度硫化氢环境下，可出现"闪电样"死亡。起病的快慢与毒物的毒性、接触毒物的剂量、个人的防护、所处场所通风状况等因素有关。往往具有群体发病特点，急性中毒多为群发性，特别是在生产车间，由于事故而导致大量毒物外泄时，现场人员难以避免发生中毒。

### 二、中毒的原因、分类和特点

#### （一）中毒的原因和分类

中毒事件的发生具有一定的规律性和特点，除了刑事案件中的投毒外，使用毒物自杀、误食毒物、不洁食物或腐败食物，也是较为常见的中毒原因。

1. 生产性中毒

生产性中毒，是指在工作中接触工业毒物，如原料、中间产品、辅助剂、杂质、成品、副产品、废物等所致中毒。

2. 环境因素所致中毒

环境因素所致中毒有时称环境病或公害病，是指在生活环境中，因空气、水源、土壤受毒物污染中毒。

3. 食物污染毒物所致中毒

食物污染毒物所致中毒，包括：（1）毒物可直接污染食品；（2）食用已吸收毒物的动物或鱼类等；（3）使用已被污染的盛器装食品或饮料；（4）误将毒物作为调味品或添加剂，如亚硝酸盐中毒等。

4. 误服有毒的动植物所致中毒

误服有毒的动植物所致中毒，如误食河豚、鱼胆、毒蕈等。

5. 药物中毒

药物中毒，是指过量服用中药或西药引起中毒。近年来，因服用含过量毒物的土方、偏方治病引起中毒的现象颇为多见，如以含铅药丸治疗癫痫、含砷或汞的土方治疗牛皮癣等。

6. 霉变腐败食品所致中毒

霉变腐败食品所致中毒，如变质的甘蔗、臭米面、变质的豆制品、海鲜等。

7. 药物滥用

药物滥用，是指酗酒、吸毒，如海洛因、杜冷丁等。

8. 自　　杀

服用毒物、过量药物或吸入毒物（如一氧化碳等），以达到自杀目的。

9. 谋　　杀

用毒物投于饮料、食品中或用注射，造成有毒生活环境等手法，谋杀他人。目前，较为多见的是用毒鼠强、氟乙酰胺投毒，造成集体中毒的谋杀事件。

## （二）中毒的特点

1. 中毒的职业特点

（1）如生产有机磷等农药的工人在生产过程中防护不当，农民在喷洒使用农药的过程中防护措施不当都会造成意外中毒。

（2）近年来，国内报告建筑工地使用防水涂料因配方含大量苯而导致工人急性苯中毒的事故多发。

（3）对于警察这种特殊职业人群，在工作中更容易造成中毒。

①处理急性突发中毒事件时中毒。某些具有一定毒性的原料、中间产物以及成品，在使用、储存、运输的过程中，不严格遵守安全操作防护制度，或受到人为破坏，或者发生意外事故，导致有毒物质、气体大量泄漏，引起多人中毒或有中毒可能，需要警察参加紧急处理并有可能因此造成自身中毒。

②处理生产、生活性中毒事件时中毒。在误食、意外接触有毒物质或用药过

量等情况下，使过量毒物误入人体内均可引起中毒。警察在调查处理、勘查现场的过程中，如果处理不当，可能造成自身中毒。

③勘查自杀、他杀现场时中毒。在自杀、他杀现场，常会遗留有毒物、毒气等物质，警察在勘查现场时，如果处理不当，未采取有效的防护措施，易导致中毒发生。例如，勘查火灾现场、煤气中毒等现场时要注意防止中毒。

2. 环境因素

环境因素包括汽车尾气、装修污染、其他环境污染等。

3. 生活习惯

现在有些人追求绿色饮食，自采野菜食用后也可能中毒（野菜被有毒农药污染或把不能食用的植物当做可食野菜食用）、食用不洁食物等。

## 第二节　中毒的症状及排毒方法

当接触某一化学物质时，发生急性中毒，其严重程度的因素除取决毒物的毒性、浓度（或剂量）高低及接触时间的长短外，还主要受毒物进入体内的途径影响。

### 一、毒物进入体内的途径

毒物必须被人体吸收才能发挥其毒性作用，人体吸收毒物的途径一般有以下四种：

#### （一）消化道吸收

口服中毒是最常见的一种。口腔黏膜能够吸收许多毒物并使其进入血液，但由于在口腔内停留时间短，大多数毒物在消化道内被吸收入血，主要部位是胃和小肠。弱酸性毒物吸收的主要部位是胃，而弱碱性毒物则主要在小肠被吸收。如果消化道内充满食物，则可以延缓毒物的吸收。

#### （二）呼吸道吸入

气态、雾态或烟态毒物可经呼吸道吸入肺泡，因肺泡壁总面积大、血流丰富，毒物易被吸收入血。因此，呼吸道吸入比消化道吸收作用快。

#### （三）皮肤、黏膜吸收

皮肤吸收毒物主要通过穿透皮肤表层结构的角质层进入真皮而吸收入血。脂溶性毒物易于穿透角质层，但同时还要求具有一定的水溶性，才能被吸收入血。黏膜吸收毒物比皮肤吸收快得多。

#### （四）血液直接吸收

毒物经静脉、腹腔或肌肉注入体内，以静脉吸收最快，其次为肌肉及皮下。

该情况主要发生在刑事犯罪案件中。

在以上几种途径中，静脉注射吸收最快，其次为呼吸道、消化道，而皮肤吸收相对较慢。不同途径吸收的总量及症状出现的先后次序、严重程度也不尽相同。

## 二、中毒的症状

依据中毒者所中毒物的种类，毒物进入体内的途径不同，个体之间的体质差异等不同，中毒者中毒后所呈现的症状或症状发生的顺序往往存在差异。

（1）呼吸系统的中毒表现为胸痛、胸闷、咳嗽、呼吸困难、面色青紫等。

（2）消化系统的中毒表现为恶心、呕吐、腹痛、腹胀、腹泻、水样便带血、米汤样便、呕血、便血黄疸等。

（3）循环系统的中毒表现为面色苍白或潮红、大汗淋漓、脉搏浅表、心律不齐、血压下降、黏膜出血，甚者可发生循环衰竭。

（4）神经系统的中毒表现为幻觉、幻听、谵妄、狂躁、抽搐、精神错乱、昏迷等，头痛、头晕、四肢麻木、烦躁不安、嗜睡、走路不稳、肌肉震颤、狂躁、哭闹、视物不清或复视。

（5）泌尿系统的中毒表现为蛋白尿、血尿、少尿、水肿、尿闭。

## 三、现场排毒的方法

首先要了解中毒者的工作环境及中毒情况，判断毒物进入人体的途径。然后根据毒物进入途径的不同，采取相应的排毒方法。

经呼吸道吸入的有毒气体中毒时，应迅速离开现场，到空气清新的地方，有条件者可吸入氧气。

从皮肤侵入的毒物（如有机磷农药）中毒时，应立即脱掉衣服、鞋、帽，对接触处进行严格的清洗。一般是用碱性溶液（肥皂水、小苏打水）充分清洗。但敌百虫中毒时，不能用碱性溶液清洗，因敌百虫在碱性溶液中可转化为毒性更强的敌敌畏。

毒物经口和消化道进入中毒时，应及时使用催吐、洗胃等方法进行现场排毒。具体方法为：用筷子或手指、压舌板等物刺激中毒者的咽喉部引起呕吐（如将食指和中指伸到中毒者嘴中，压迫舌根部），然后饮用温开水或碱性溶液（小苏打水、淡肥皂水），反复洗胃、催吐，直至呕吐物为清水。

以下几种情况禁止或谨慎使用催吐：口服强酸、强碱中毒者；已发生昏迷、抽搐、惊厥者；患有严重心脏病、食道静脉曲张和溃疡病者；孕妇。

## 第三节 常见中毒的现场急救

### 一、急性酒精中毒的现场急救

#### （一）酒精中毒的原因

酒精中毒，俗称醉酒。日常饮用的各类酒，都含有不同量的酒精。黄酒、葡萄酒含酒精量为10%～15%，白酒为40%～60%。酒精的化学名是乙醇。酒中乙醇浓度越高，人体吸收越快，越易醉人。乙醇在消化道内被吸收入血，空腹饮酒吸收更快。血中的乙醇由肝脏解毒，先在醇脱氢酶作用下转换为乙醛，再在醛脱氢酶作用下转化为乙酸，进一步分解为水和二氧化碳，全过程约需2～4小时。有报道称，成人的肝脏每小时约能分解10毫升乙醇，大量饮酒，超过机体的解毒极限就会引起中毒。一般而论，成人的乙醇中毒量为75～80毫升/次，致死量为250～500毫升/次，幼儿25毫升/次就有可能致死。

酒精中毒的患者，首先大脑皮层受抑制，处于兴奋状态；继而皮层下中枢及小脑受抑制，当延髓受抑制时，呼吸中枢麻痹，因为无法摄入氧气，或者养料不能送达全身，从而导致死亡。

#### （二）酒精中毒的症状

急性酒精中毒者发病前往往有明显的饮酒过程，呼气和呕吐物有酒精的气味。中毒的表现大致可以分为三期，其症状分别为：

1. 兴奋期

兴奋期的主要表现为眼睛发红（即结膜充血），脸色潮红或苍白，轻微眩晕，语言增多，逞强好胜，口若悬河，夸夸其谈，举止轻浮，有的表现粗鲁无礼，感情用事，打人毁物，喜怒无常。绝大多数人在此期都自认没有醉，继续举杯，不知节制，有的人则安然入睡。

2. 共济失调期

共济失调期的主要表现为动作笨拙，步态蹒跚，语无伦次，发音含糊。

3. 昏睡期

昏睡期的主要表现为脸色苍白，皮肤湿冷，口唇微紫，心跳加快，呼吸缓慢而有鼾声，瞳孔散大。严重者昏迷、抽搐、大小便失禁，呼吸衰竭死亡。有的酒精中毒患者也可能出现高热、休克、颅内压增高、低血糖等症状。

#### （三）酒精中毒的现场急救

对急性酒精中毒者的现场急救，应针对不同程度酒精中毒的患者，采取相应的现场救治方法，具体为：

(1) 对轻度中毒者，首先制止继续饮酒；吃些梨、西瓜之类的水果解酒；亦可用刺激咽喉的办法引起呕吐，将酒等胃内容物尽快呕吐出来（对于已出现昏睡的患者不宜用此方法）；卧床休息，注意保暖，注意避免呕吐物阻塞呼吸道，观察呼吸和脉搏的情况。出现脉搏加快、呼吸减慢、皮肤湿冷、烦躁的现象，应马上送医。

(2) 严重的急性酒精中毒者，会出现烦躁、昏睡、脱水、抽搐、休克、呼吸微弱等症状，要急速送医救治。

(3) 很多人在酒精中毒的解酒时存在误区，即使用咖啡和浓茶解酒。喝咖啡和浓茶（含茶碱）能兴奋神经中枢，有醒酒作用，但由于它们都有利尿作用，可能加重急性酒精中毒时机体的失水，而且有可能使乙醇在转换成乙醛后来不及再分解就从肾脏排除，从而对肾脏起到毒性作用。另外，咖啡和茶碱有兴奋心脏、加快心率的作用，与酒精兴奋心脏的作用相加，会加重心脏的负担。

## 二、一氧化碳中毒的现场急救

### （一）一氧化碳中毒的原因

各种含碳燃料不完全燃烧时都可产生一氧化碳。一氧化碳是一种无色、无味、微溶于水、无刺激性的气体。当居室内一氧化碳浓度达到 0.06% 时，人就会感到头晕、头痛、恶心、呕吐、四肢乏力等；超过 0.1% 时，只要吸入半小时，人就会昏睡，进而昏迷；达到 0.4% 时，只要吸入 1 小时就会致人死亡。

一氧化碳中毒是北方冬季常见的意外，而且多发生在夜间睡眠中，我国每年都会发生多起一氧化碳中毒死亡事故。工业上，高炉煤气和发生炉含一氧化碳 30%~35%；水煤气含一氧化碳 30%~40%。炼钢、炼焦、烧窑等工业在生产过程中炉门或窑门关闭不严，煤气管道漏气都会溢出大量一氧化碳。在室内试内燃机车或火车通过隧道时，空气中一氧化碳可达到有害浓度。矿井打眼放炮产生的炮烟中，一氧化碳含量也较高。煤矿瓦斯爆炸时有大量一氧化碳产生。化学工业合成氨、甲醇、丙酮等都要接触一氧化碳。室内门窗紧闭，火炉无烟囱，或烟囱堵塞、漏气、倒风，以及在通风不良的浴室内使用燃气加热器淋浴都可发生一氧化碳中毒。失火现场空气中一氧化碳浓度可高达 10%，也可发生中毒。

一氧化碳与血红蛋白有高度的亲和力，比氧和血红蛋白的亲和力强 200~300 倍。当一氧化碳吸入人体后，即与人体内的氧竞争，形成较稳定的碳氧血红蛋白（HbCO），使血红蛋白失去携带氧的功能，造成组织缺氧，导致人体因严重缺氧而窒息死亡。

### （二）一氧化碳中毒的症状

(1) 轻度一氧化碳中毒者主要表现为前额发紧、头痛、头昏、心悸、眼花、恶心、呕吐、四肢乏力、烦躁、步态不稳、轻度至中度意识障碍（如意识模糊状态），但无昏迷。离开中毒场所吸入新鲜空气或氧气数小时后，症状逐渐完全消除。

（2）中度一氧化碳中毒者除上述症状外，还表现为面色潮红，多汗、脉搏加快、意识障碍（表现为浅至中度昏迷）。及时使其脱离中毒现场并进行抢救后可逐渐恢复，一般无明显并发症或后遗症。

（3）重度一氧化碳中毒者意识障碍程度呈深昏迷或植物状态。常见瞳孔缩小，对光反射正常或迟钝，四肢肌张力增高，往往出现牙关紧闭、强直性全身痉挛、大小便失禁。部分患者可并发脑水肿、肺水肿、严重的心肌损害、休克、呼吸衰竭、上消化道出血、皮肤水泡或成片的皮肤红肿、肌肉肿胀坏死、肝损害、肾损害等。

（三）一氧化碳中毒的现场急救

临床上对于一氧化碳中毒最安全、最有效的治疗方法是高压氧治疗法。现场急救要点：使中毒者离开现场，转移到空气新鲜的地方，松开衣领，保持呼吸道通畅，使血红蛋白重新携带氧，保证身体各组织和器官所需的氧气供应，并注意保暖。具体如下：

（1）对于轻度中毒者，可以自救。自己打开门窗，通风，并迅速离开现场，呼吸新鲜空气。若感觉全身乏力时，在地上匍匐爬行，打开门窗，迅速呼救，并离开现场。匍匐可以保证脑部有较多的血液供应，由于一氧化碳比空气轻，贴近地面时一氧化碳浓度较低，可以减少一氧化碳的吸入。

（2）对于中毒较重者，应立即将病人移至空气新鲜、流通处。要特别注意保持病人的呼吸道通畅，包括解开衣扣、解松裤带，不断清除其口鼻腔内的黏液、分泌物或其他异物。对于已昏迷者，应保持其平卧，将头偏向一侧，以防呕吐物误吸入肺内导致窒息，并注意保暖。为促其清醒可用针刺或指甲掐其人中穴。如果发现病人呼吸不规则或心跳停止，把病人移至空气新鲜处后，立即进行现场心肺复苏术，并迅速将其送入有高压氧舱的医院抢救。必须注意，对一氧化碳中毒的患者，这种人工呼吸的效果远不如医院高压氧舱的治疗，因而对昏迷较深的患者不应立足于就地抢救，而应尽快送往医院，但在送往医院的途中人工呼吸绝不可停止，以保证大脑的供氧，防止因缺氧造成的脑神经不可逆性坏死。

（3）进入室内抢救时严禁携带明火，尤其是开放煤气自杀的情况，室内煤气浓度过高，按响门铃、打开室内电灯产生的电火花均可引起爆炸。如能发现煤气来源并迅速排除的，应马上采取行动，如关闭煤气开关等，但绝不可为此耽误时间，因为救人更重要。

（四）一氧化碳中毒的预防

在生产场所中，应加强自然通风，防止输送管道和阀门漏气。有条件的，可用一氧化碳自动报警器。矿井放炮后,应严格遵守操作规程,必须通风20分钟后方可进入工作。进入一氧化碳浓度较高的环境内,须戴供氧式防毒面具进行操作。在北方冬季取暖季节,应尽量保持室内通风,如果实在不能保持,那就在睡前通好炉子,切记不要在炉子里放太多炭,防止生活性一氧化碳中毒事故的发生。防止向车厢内漏废气,注意检查排气系统是否有漏气处,如果有,则一定要及时排除。停车停空调,即使是在行驶中,也应经常打开车窗,让车内外空气产生对流,感觉不适即停车休息。此外,还要注意燃气热水器的正确安装使用。

### 三、有机磷农药中毒的现场急救

#### (一)有机磷农药中毒的原因

有机磷农药是一类人工合成的有机磷酸酯类杀虫剂,在其生产和使用过程中,由于操作不当、保管不严、防护不良等,常有投毒、自杀或误服导致人、畜中毒事件的发生,有机磷农药是常见的毒物之一。常用的有机磷农药有对硫磷、马拉硫磷、内吸磷、敌百虫、敌敌畏、乐果等,对人、畜来说,都是剧毒的毒物。

有机磷农药属于神经毒剂,可经消化道、呼吸道及完整的皮肤和黏膜进入人体。职业性农药中毒主要由皮肤污染引起,投毒、自杀、误服等中毒主要是经消化道进入人体,农业生产过程中由于防护措施不当,会经呼吸道吸入体内而引起中毒。中毒机理主要是抑制体内的胆碱酯酶。当有机磷农药进入机体后,与胆碱酯酶结合形成稳定的磷酰化胆碱酯酶,使胆碱酯酶失去了催化乙酰胆碱水解的能力,导致乙酰胆碱在体内大量蓄积,使得被胆碱能神经支配的器官活动过度增高,尤其是副交感神经机能亢进,从而产生生理紊乱而出现轻重不同的中毒症状。

#### (二)有机磷农药中毒的症状

有机磷农药中毒的症状与中毒方式及中毒量有关。症状发生的顺序依毒物侵入途径不同而有差异。由呼吸道吸入毒物引起中毒时,较快出现视力障碍和呼吸困难等症状;经皮肤中毒,大部分在4~6小时开始出现症状,中毒部位肌肉的纤维性颤动,随时间的延长而加剧,呼吸困难不明显,瞳孔不一定缩小;口服中毒时,首先出现胃肠症状,一般在服后十几分钟至半小时即可发生中毒。根据中毒的轻重可以分为三级,症状如下:

(1)轻度中毒:头痛、头晕、恶心、呕吐、无力、多汗、视力模糊。

(2)中度中毒:除上述症状外,还表现为流涎、大汗、肌肉震颤、瞳孔缩小、胸闷、轻度呼吸困难、精神恍惚、步态蹒跚。

(3)重度中毒:除上述症状外,并有全身发绀、口吐白沫、昏迷、肺水肿、可有高热（39℃～40℃）、抽搐、大小便失禁、呼吸麻痹等，1～4小时内即可死亡。

### （三）有机磷农药中毒的现场急救

一旦发现有机磷急性中毒，应立即使中毒者脱离有毒环境，对于经皮肤吸收的中毒者，应用大量温水和肥皂彻底清洗皮肤，必要时洗头。如眼部染毒，可用2%的碳酸氢钠溶液或0.9%的盐水冲洗数分钟。切勿使用热水，以免皮肤血管扩张，加速毒物吸收。经口服中毒者，应首先催吐（用手指、筷子等刺激咽喉），并用2%的小苏打水（碳酸氢钠）或1%的食盐水反复洗胃，然后用硫酸镁导泻。洗胃必须彻底，直到洗出物中无农药味或测不出有机磷化合物为止。

大多数有机磷农药中毒时，都可用碱性溶液（小苏打水或肥皂水）清洗胃部和皮肤表面，但敌百虫中毒时，不能用碱性溶液清洗，因敌百虫在碱性溶液中可转化为毒性更强的敌敌畏。另外，对硫磷（1605）中毒忌用高锰酸钾洗胃，否则可氧化成对氧磷而使毒性增强。眼部染毒，可用2%的碳酸氢钠溶液或0.9%的盐水冲洗数分钟。

经过现场的救助后，还应立即将中毒者送医院进行特殊治疗，积极使用解毒药物有利于抢救的成功。阿托品是治疗急性有机磷酰酯类中毒的特异性、高效能解毒药物，同时使用胆碱酯酶复活剂，如碘解磷定、氯解磷定、双复磷等。

## 四、毒蕈类中毒的现场急救

### （一）毒蕈类中毒的原因

毒蕈，就是通常所说的毒蘑菇，是一类大型真菌。据统计，对人生命有威胁的毒蘑菇就有20余种。毒蕈中的毒素种类繁多，成分复杂，中毒症状与毒物成分有关，主要的毒素有胃肠毒素、神经、精神毒素、溶血毒素、肝脏毒素、类光过敏毒素。毒蕈类中毒具有明显的季节性（多发于夏秋之交、雨多、气温高的季节）和爆发性（一次多例病人同时发病，如一家一户）的特点。

1. 胃肠毒素

含有这种毒素的毒蕈很多，如毒粉褶蕈、毒红菇、墨汁鬼伞、红网牛肝蕈等，主要刺激胃肠道，引起胃肠道炎症反应。

2. 神经、精神毒素

神经、精神毒素主要存在于毒蝇伞、豹斑毒伞、角鳞灰伞、臭黄菇及牛肝蕈等毒蘑菇中。中毒后主要兴奋副交感神经和中枢神经系统，引起多脏器功能异常和精神症状。

3. 溶血毒素

鹿花蕈（也叫马鞍蕈）中所含的马鞍蕈酸，可使红细胞大量损坏，引起急性溶血。这种毒素抗热性差,加热至70℃或在胃内消化酶的作用下可以失去溶血性能。

4. 肝脏毒素

肝脏毒素是毒伞、白毒伞、磷柄白毒伞等毒蘑菇中所含的极毒物质,毒性稳定,具有耐高温和耐干燥的特点,一般烹调方法不能将其破坏。这种毒素可损害人体的肝、肾、心脏和神经系统,其中对肝脏的损害最大,可导致中毒性肝炎。病情凶险而复杂,死亡率也非常高。

5. 类光过敏毒素

在胶陀螺(又称猪嘴蘑)中含有光过敏毒素,误食后可出现类似植物日光性皮炎的症状。

## (二)毒蕈类中毒的症状

由于毒蕈的种类颇多,一种蘑菇可能含有多种毒素,一种毒素可能存在于多种蘑菇中,故误食毒蘑菇的症状表现复杂,常常是以某一系统的症状为主,兼有其他症状。一般常分为胃肠症状、神经精神症状、溶血症状、实质性肝脏、肾脏损害症状等。具体如下:

1. 胃肠炎型

一般在进食蘑菇后10分钟到2小时发病,少数患者的潜伏期为6小时。发病时表现为无力、恶心、呕吐、剧烈腹痛、腹泻等症状。经过适当的对症处理,中毒者即可迅速康复,死亡率甚低。

2. 神经、精神型

神经、精神型的毒素为类似乙酸胆碱的毒蕈碱。潜伏期为10分钟至6小时。发病时的临床表现除肠胃炎的症状外,尚有副交感神经兴奋症状,如多汗、流涎、流泪、脉搏缓慢、瞳孔缩小等,少数并且严重者会出现谵妄、幻觉、呼吸抑制等症状。个别病例可因此而死亡。用阿托品类药物治疗效果甚佳。由误食角鳞次伞菌及臭黄菇等引起者,除肠胃炎症状外,可有头晕、精神错乱、昏睡等症状,即使不治疗,1~2天亦可康复,死亡率甚低。由误食牛肝蕈引起者,除肠胃炎等症状外,多有幻觉(矮小幻视)、谵妄等症状,部分病例有迫害妄想等类似精神分裂症的表现。

3. 溶血型

因误食鹿花蕈等引起。其毒素为鹿花蕈素,潜伏期为6~12小时,发病时除肠胃炎症状外,并有溶血表现,可出现贫血、肝脾肿大等体征。此型多伴有中枢神经系统表现。给予肾上腺皮质激素及输血等治疗多可康复,死亡率不高。

4. 实质性肝脏、肾脏损害型

多因误食毒伞、白毒伞、鳞柄毒伞等所引起。进食后10~30小时出现胃肠炎型表现。部分患者可有假愈期,然后出现肝、肾、心、脑等多脏器损害的表现，以肝脏损害最为严重。此类型中毒如没有经过积极治疗，死亡率极高。

### （三）毒蕈类中毒的现场急救

发现毒蕈类中毒后，应尽量保存毒蕈样本，并采取如下急救措施：

（1）催吐、洗胃。采用手指、筷子等刺激咽喉引起呕吐反射，并用大量温开水或稀盐水洗胃，以减少毒素的吸收。

（2）导泻。洗胃后口服硫酸镁导泻。

（3）送医治疗。在现场经催吐、洗胃处理后，及时送医进行针对治疗。

### （四）毒蕈类中毒的预防

（1）切勿采摘自己不认识的蘑菇食用，毫无识别毒蕈经验者，千万不要自采蘑菇。

（2）加强宣传、避免误食。有毒野生菇（菌）类常具备以下特征：①色泽鲜艳度高。②伞形等菇（菌）表面呈鱼鳞状。③菇柄上有环状突起物。④菇柄底部有不规则突起物。⑤野生菇（菌）采下或受损时，其受损部流出乳汁。

## 五、砒霜中毒的现场急救

### （一）砒霜中毒的原因

砒霜的化学名叫三氧化二砷，是白色粉末，没有特殊气味，与面粉、淀粉、小苏打很相似，所以容易误食中毒。

砒霜的毒性很强，进入人体后能破坏某些细胞呼吸酶，使组织细胞不能获得氧气而致中毒者死亡；还能强烈刺激胃肠黏膜，使黏膜溃烂、出血；亦可破坏血管，发生出血，破坏肝脏，严重的会因呼吸和循环衰竭而死亡。

### （二）砒霜中毒的症状

口服砒霜中毒后，数分钟到数小时发病，表现为急性胃肠炎，先是咽喉发干、辣热、上腹部不适、恶心、呕吐，先吐出食物，随后为黄绿色苦水和黏液，或伴有血丝及咖啡样物。不久则会发生腹痛、腹泻，伴有里急后重的感觉，并且有口渴、抽搐等症状，甚至休克，急性肾功能衰竭、循环衰竭，直至死亡。

### （三）砒霜中毒的现场急救

发现有人误食砒霜中毒，应及时拨打"120"急救电话，并采取以下措施急救：

（1）尽快催吐、洗胃，以排出毒物。催吐方法为让中毒者饮入大量温开水或稀盐水，然后用食指、中指或筷子伸到中毒者口中咽喉部位刺激其产生呕吐。反复喝水、催吐，直至吐出的液体如水样为止。

（2）把烧焦的馒头研末，让中毒者吃下，以吸附毒物，也可大量饮用牛奶

(3~5瓶)、蛋清(4~5个)以保护胃黏膜。

(3) 在现场做适当的急救处理后,及时送医。我国现代医学对砒霜中毒已有了特效解毒剂——二巯基丙醇,它进入人体后能与毒物结合形成无毒物质。

## 六、灭鼠剂中毒的现场急救

### (一) 灭鼠剂中毒的原因

灭鼠剂是剧毒类化合物,常被用于对人、畜的投毒、自杀或误服而对人体产生剧毒。经常使用并引起中毒的有毒鼠强、氟乙酰胺和敌鼠钠盐。

毒鼠强属剧毒类化学物,进入体内后作用于神经细胞,与拮抗伽玛-氨基丁酸作用,引起癫痫性放电。氟乙酰胺在体内转化为氟乙酸,氟乙酸与线粒体的辅酶A结合,阻止三羧酸循环,引起能量代谢障碍。氟乙酰胺属高毒类化学物。氟乙酸钠引起中毒的机制与氟乙酰胺相同,毒性较氟乙酰胺高数倍,会存留于中毒死亡的家畜体内,人食用畜肉可能引起二次中毒。

### (二) 灭鼠剂中毒的症状

三种灭鼠剂的潜伏期为10分钟至1小时,均可引起头痛、乏力、恶心、呕吐、肝功能改变、肌束震颤等。随着病情的发展,会出现不同程度的意识障碍及全身性阵发性抽搐,可反复发作。部分毒鼠强中毒患者以突发癫痫大发作起病,毒鼠强还可引起明显的精神症状。三种灭鼠剂均可造成心肌损害、心律紊乱、心力衰竭等。部分毒鼠强中毒患者的恢复期出现以狂躁为主的精神症状;氟乙酸钠中毒症状较严重,可表现为速发型的多功能脏器衰竭,死亡率较高。

### (三) 灭鼠剂中毒的现场急救

发现灭鼠剂中毒者,应立即饮用大量清水给中毒者洗胃,刺激咽喉部催吐,有条件的可服用硫酸镁等泻药导泻,并迅速送到医院急救。

## 七、氰化物中毒的现场急救

### (一) 氰化物中毒的原因

氰化物既包括无机氰化物,如氢氰酸、氰化钠、氰化钾等,也包括乙腈、丙烯腈等有机氰化物。氰化物属于剧毒化合物,自杀、他杀和误服中毒均有发生。氰化物除了化工合成的外,自然界的某些细菌、霉菌及藻类亦可产生,并且也存在于一些植物的果实中,如杏仁、樱桃、李子、桃子、银杏(白果),有些植物的嫩叶中也含有氰苷,如高粱、玉米等。

氰化物是一种可迅速致命的血液性毒剂,曾经被用做毒气室执行死刑以及战争时的杀人武器。它的毒性是由于氰化物进入人体后会析出氰离子,氰离子能迅速和细胞线粒体内氧化型细胞色素氧化酶的三价铁结合,阻止氧化酶中的三价铁还原，妨碍细胞正常的呼吸作用，细胞不能利用氧，造成细胞缺氧性内窒息死亡。另外，某些氰类化合物的分子本身具有对中枢神经系统的抑制作用。氰化物可经由口服、吸入及皮肤黏膜被吸收到体内而引起中毒。

### （二）氰化物中毒的症状

当吸入氰化物气体或吞服大量高浓度致死剂量的氰化钾（钠）时，数分钟内可引起中毒者猝死。表现为中毒者突然发出尖叫声，随即倒地，意识丧失，抽搐一阵，呼吸停止而死亡。中毒轻者有恶心、呕吐、头痛或头晕、四肢无力、精神不振或烦躁不安等症状，体温正常或稍高，脉搏增速，呼吸深而稍快。严重者昏迷、惊厥、体温降低、血压下降、脉搏减慢、呼吸困难或不规则，继而意识丧失、抽搐、循环衰竭、呼吸表浅或呼吸不整，最终呼吸麻痹而死亡。中毒者皮肤黏膜和血液呈现鲜红色，这是血液含氰化血红蛋白的原因。

### （三）氰化物中毒的现场急救

立即将中毒者移至空气新鲜处吸氧。心跳停止者，应即时作胸外心脏按压。针对中毒情况的不同，在现场采取相应的救助措施。

（1）口服中毒者，可用1∶2000的高锰酸钾溶液洗胃，并刺激咽后壁诱导催吐洗胃。

（2）吸入中毒者，应立即将中毒者移至空气新鲜、通风良好的地方吸氧。

（3）有条件者立即将亚硝酸戊酯2支包在手帕中压碎，置中毒者口鼻前吸入，可反复应用2~3次。

（4）针对中毒者的症状进行对症抢救。呼吸停止者应进行人工呼吸（但避免用口对口人工呼吸法）；心跳停止者，应即时作胸外心脏按压。

（5）经上述现场急救之后，应立即送医院救治，切不可延误。

## 八、巴比妥类药物中毒的现场急救

### （一）巴比妥类药物中毒的原因

巴比妥类药物为常用的镇静剂和催眠剂，多为白色晶体或结晶性粉末，无嗅、味苦，具有镇静、催眠、抗惊厥和中枢麻痹的作用。常用的巴比妥类药物有苯巴比妥、异戊巴比妥、戊巴比妥、速可眠等。一般摄入巴比妥类催眠量的5~6倍即可中毒。

巴比妥类药物的毒性主要表现在对中枢神经系统的抑制，量大时对呼吸系统和循环系统也产生抑制，导致呼吸衰竭及循环衰竭，并可引起肝损害。长期服入过量或一次服入大量巴比妥类催眠药，易造成急性中毒死亡。致死期一般在服药后10小时左右，快的在服药1~2小时后即死亡，但也有昏睡3~5天甚至更长时间才死亡的。

### (二) 巴比妥类药物中毒的症状

依据中毒者摄入巴比妥类药物量的不同,表现出不同的症状,具体如下:

1. 轻度中毒

头晕、头痛、共济失调、欣快、嗜睡或困倦,有判断力及定向力障碍,入睡后可唤醒,呼吸及血压正常。

2. 中度中毒

昏睡或浅昏迷,强刺激能唤醒但不能回答问题,旋即又陷入昏迷,呼吸变慢。

3. 重度中毒

深昏迷,呼吸减慢变浅且不规则,脉细速,昏迷,早期肌张力高,后期全身肌肉弛缓,腱反射消失,瞳孔缩小,血压下降,可发生肺水肿。呼吸衰竭是巴比妥类药物急性中毒的主要死亡原因。

### (三) 巴比妥类药物中毒的现场急救

发现巴比妥类药物中毒者,应立即拨打"120"急救电话,同时根据现场条件进行急救,方法如下:

(1) 快速清除药物,最大限度减少吸收。若病人意识清楚,劝其喝下温水、用1:2000的高锰酸钾溶液等洗胃,并用手指、筷子等刺激病人的咽喉部引起呕吐,反复催吐洗胃,直到吐出的液体与喝下液体的颜色相同为止。在有条件的情况下可用硫酸镁等导泻,以加速巴比妥类药物的排泄。中毒者意识不清时,尽快送医,插入胃管洗胃。

(2) 有条件时给予吸氧。

(3) 护理昏迷的中毒者时应注意:①头侧向身体一侧,顺位引流呕吐物,并及时清除口、鼻腔中的呕吐物及分泌物,以防窒息。②将头向后仰,防止其舌头后坠阻塞呼吸道。

(4) 在救助和送医过程中,注意观察病情变化,一旦发生呼吸停止,立即进行人工呼吸。

## 九、亚硝酸盐类中毒的现场急救

### (一) 亚硝酸盐中毒的原因

普通饮用水中含少量硝酸盐,若长期烧煮,形成蒸锅水,则使其浓度升高,饮用这种水后可引起中毒。如果饮用水煮熟后放置时间过久,盐腌时间不足或腐败变质的叶类蔬菜(如小白菜、青菜、韭菜、卷心菜、菠菜等)内的硝酸盐可在细菌作用下还原成亚硝酸盐,而亚硝酸盐进入血液后,使红细胞内的血红蛋白变为高铁血红蛋白,失去携氧能力而造成中毒。有些不法商贩为了使鱼、虾、肉等食品保鲜，也会违规加入亚硝酸盐。

亚硝酸盐是一种血液毒，进入机体内的亚硝酸根离子能迅速使低铁血红蛋白氧化成高铁血红蛋白，使血液失去携氧功能，引起组织严重缺氧而内窒息死亡。口服亚硝酸盐0.2~0.5克可中毒，口服1~2克即可致死。

### （二）亚硝酸盐中毒的症状

进食含亚硝酸盐食物或饮水后，大多在3小时内发病。中毒者会出现明显的缺氧体征，表现为口唇、鼻端、甲床、全身皮肤青紫，同时，出现头晕、耳鸣、反应迟钝、精神萎靡等神经系统症状，典型的消化系统症状，如上腹不适、恶心、呕吐、腹痛、腹泻等。严重者出现呼吸困难、心律紊乱、血压下降，甚至发生呼吸、循环衰竭而死亡。

### （三）亚硝酸盐中毒的现场急救

（1）一旦发现有人亚硝酸盐中毒时，应立即进行现场急救。可用手指或筷子等刺激中毒者的咽喉部位引起呕吐，然后给中毒者饮服温开水，反复催吐，直至呕吐物为清水。

（2）严重者，可给予吸氧，出现抽搐时可刺激病人的人中、十宣、合谷和足三里等穴位。

（3）特效药物有美蓝和维生素C。二者均具有使血液中高铁血红蛋白还原成血红蛋白的作用，使其恢复携氧功能。

（4）经过以上处理后，在医疗监护的情况下快速将病人送往医院作进一步治疗。

### （四）亚硝酸盐中毒的预防

预防亚硝酸盐中毒，应做到以下五个方面：第一，不饮蒸锅水；第二，煮熟的蔬菜不易放置过久（如吃火锅时间最好控制在1小时以内）；第三，禁食已腐烂变质的蔬菜；第四，腌制蔬菜（如北方冬季常吃的酸菜）应在腌制20天以后才可食用；第五，不要在短时间内吃大量咸菜等。

## 十、食物中毒的现场急救

### （一）食物中毒的原因

食物中毒，是指人、畜等吃了被细菌（如沙门氏菌、葡萄球菌、大肠杆菌、肉毒杆菌等）和它的毒素污染的食物，或是进食了含有毒性的化学物质（主要指一些有毒的金属、非金属及其化合物，农药和亚硝酸盐等）的食品，或是食物本身含有自然毒素（如河豚、毒蘑菇、发芽的土豆等）等，由这些原因引起的急性中毒性疾病。食物中毒多发生在气温较高的夏秋季，其他季节可见个别发病，也可见集体中毒（如发生在食堂及宴会上）。另外，冰箱内的食物也常引起食物中毒，主要是由于冰箱内生熟食品混放，以致食品污染或变质而造成的。

### （二）食物中毒的症状

食物中毒者最常见的症状是恶心、呕吐、腹泻，同时伴有中上腹部疼痛、头晕等。食物中毒者常会因上吐下泻而出现脱水症状，如口干、眼窝下陷、皮肤弹性消失、肢体冰凉、脉搏细弱、血压降低等，最后可致休克。

### （三）食物中毒的现场急救

发现食物中毒者，应立即进行现场急救。通常情况下要遵循先催吐再送医的原则。现场急救主要包括催吐、导泻和解毒三种应急措施。

1. 催　　吐

如果食物吃下去的时间在1～2小时内，可采用催吐的方法，用手指、筷子等刺激中毒者的咽喉部位引起呕吐反射，将胃内容物尽快呕吐出来，并给中毒者补充水分，多饮温开水或稀盐水，反复催吐，直至呕吐物为清水，并让中毒者卧床休息。如发觉中毒者有休克症状（手足发凉、面色发青、血压下降等），应立即使其平卧，双下肢尽量抬高并速送医院进行治疗。

2. 导　　泻

如果病人吃下去中毒的食物时间超过2小时，且精神尚好，则可服用些泻药（如硫酸镁等），使食物尽快排出体外。

3. 解　　毒

在中毒者催吐后，使其饮用绿豆水在一定程度上可以起到解毒的作用，同时大量饮用鲜牛奶、蛋清（4～5个）、豆浆等高蛋白质的饮品，这样可以保护胃黏膜。当然，民间也有针对某些食物中毒的解毒方法。例如，吃了变质的鱼、虾、蟹等引起的食物中毒，可服用食醋水（100毫升食醋加200毫升水）解毒；还可以采用紫苏30克、生甘草10克一次煎服解毒等。

# 第六章　各种常见意外伤害的现场急救

## 第一节　触电事故的现场急救

### 一、触电的主要原因

触电，又称电伤，是指一定电流的电能（静电）通过人体，造成人机体损伤或功能障碍，甚至死亡。触电有多种原因，如不懂安全用电常识，自行安装电器；家用电器漏电而用手接触开关、灯头、插头等，或因大风雪、火灾、地震、房屋倒塌等使高压线断后落地，以线为中心10米范围内都有触电危险；在房檐下或大树下避雷雨，衣帽被雨淋更容易被雷击；在电线上晒湿衣物；救护时，直接用手拉触电者；带电作业操作不当，等等。

### 二、触电事故现场急救的意义

随着电气设备和家用电器越来越广的应用，人们发生电击伤事故也相应增多。因此，触电的现场急救方法已是大家必须熟练掌握的急救技术。一旦事故发生后，在向医疗部门告急求援的同时，更多的人能立即投入现场抢救，共同配合，进行急救，这对挽救现场触电人员的生命有着极为重要的意义。

现场抢救的宗旨是借助综合措施通过人工的方法使触电者迅速得到气体交换并重新形成血液循环，恢复全身组织细胞的氧供给，保护脑组织，继而恢复触电者的自动心跳和自动呼吸，将其从死亡状态拯救出来。

人体组织细胞经常进行氧化代谢，即人体所消耗的氧气，必须借助呼吸动作随时从体外环境吸入补充；组织细胞生命活动中产生的二氧化碳，也必须随血液循环运送到肺，借助呼吸动作随时排出体外。这种吸入氧气、排出二氧化碳的作用，叫做气体交换。呼吸系统的生理功能就是完成气体交换。

呼吸功能与血液循环功能密切联系在一起，使全身各脏器机械泵血，确保了机体氧和血液的循环活动，使全身各脏器组织的新陈代谢得以正常进行。因此，心跳和呼吸是人体存活的基本生理现象。

当心脏停止跳动时，人体的血液循环也就中断了。呼吸中枢无血液供应就会丧失功能，体内各组织氧气供应也即中断，心脏组织就会因严重缺氧而停止跳动。一旦心跳和呼吸停止，血液就停止流动，气体交换就停止。造成人体各个器官组织因缺乏血液所带给的氧气和营养物质而停止新陈代谢，人的生命也就终止了，这就是死亡。

但是，在心脏跳动和呼吸突然停止后，人体内部某些器官还存在着微弱的活动，有些组织细胞新陈代谢还在进行。因此，这种死亡在医学上称为临床死亡。临床死亡的伤病者如果体内的重要器官没有损伤，只要及时进行有效的抢救，还有救活的希望。这里强调"及时"，是因为随着临床死亡时间的延长，人体内的组织细胞会逐渐死亡，伤病者就进入到生物死亡，生命也就无法挽救了。从临床死亡到生物死亡的时间很短（一般只有数分钟的时间），所以必须争分夺秒地尽力抢救。

据统计资料指出，触电后1分钟开始救治者，90%有良好的效果；触电后6分钟开始抢救者，50%可能复苏成功；触电后12分钟再开始抢救，救活的可能很小。可见，就地进行及时、正确的抢救，是触电急救成败的关键。处理得好，就能挽救许多触电者的生命。

### 三、触电者的病情状态

人遭电击后，病情表现为三种状态：第一种是神志清醒，但感觉乏力、头昏、胸闷、心悸、出冷汗，甚至恶心、呕吐。第二种是神志昏迷，但呼吸、心跳尚存在。第三种是神志昏迷，呈全身性电休克所致的假死状态，肌肉痉挛、呼吸窒息、心室颤动或心跳停止。触电者面色苍白、口唇紫绀、瞳孔扩大、对光反应消失、脉搏消失、血压降低，这样的触电者必须立即现场进行心肺复苏抢救，并同时向医院告急求救。

### 四、触电事故现场急救的步骤

#### （一）迅速切断电源

发生了触电事故，要立即切断电源，使触电者脱离继续受电流损害的状态，减少损伤程度，切不可惊慌失措，束手无策。同时，向医疗部门呼救，这是能否抢救成功的首要因素。在切断电源前应注意触电者身上因有电流通过，已成带电体，任何人不可触碰触电者，以免自己也成为带电体而遭电击。

切断电源应采取的方法有两种。

1. 脱离低压电源的方法

脱离低压电源的方法可用五个字来概括："拉"、"切"、"挑"、"拽"和"垫"。

(1)"拉",是指就近拉开电源开关、拔出插销或瓷插保险。此时,应注意拉线开关、板把开关是单极的,只能断开一根导线,有时由于安装不符合规程要求,把开关安装在零线上。这时虽然断开了开关,触电者触及的导线可能仍然带电,这就不能认为已切断电源。

(2)"切",是指用带有绝缘柄的利器切断电源线。当电源开关、插座或瓷插保险距离触电现场较远时,可用带有绝缘手柄的电工钳或有干燥木柄的斧头、铁锹等利器将电源线切断。切断电源线时,应防止带电导线断落触及周围的人体。多芯绞合线应分相切断,以防短路伤人。

(3)"挑",是指如果导线搭落在触电者身上或压在其身下,可用干燥的木棒、竹竿等挑开导线或用干燥的绝缘绳套拉导线或触电者,使之脱离带电导线。

(4)"拽",是指救护者可戴上手套或在手上包缠干燥的衣服、围巾、帽子等绝缘物品拖拽触电者,使之脱离带电导线。如果触电者的衣裤是干燥的,又没有紧缠在身上,救护者可直接用一只手抓住触电者不贴身的衣裤,将触电者拖离带电导线。但要注意,拖拽时切勿触及触电者的体肤。救护者亦可站在干燥的木板、木桌椅或橡胶垫等绝缘物品上,用一只手把触电者拖离带电导线。

(5)"垫",是指如果触电者由于痉挛手指紧握导线或导线缠绕在身上,救护者可先用干燥的木板塞进触电者身下,通过使其与地面绝缘来隔断电源,然后再采取其他办法把电源切断。

2. 脱离高压电源的方法

由于高压装置的电压等级高,一般绝缘物品不能保证救护者的安全,而且高压电源开关距离现场较远,不便拉闸。因此,使触电者脱离高压电源的方法与脱离低压电源的方法有所不同,通常的做法是:

(1)立即电话通知有关供电部门拉闸停电。

(2)如电源开关离触电现场不甚远,则可戴上绝缘手套,穿上绝缘靴,拉开高压断路器,或用绝缘棒拉开高压保险,以切断电源。

(3)往架空线路抛挂裸金属软导线,人为造成线路短路,迫使继电保护装置动作,从而使电源开关跳闸。抛挂前,将短路线的一端先固定在铁塔或接地引线上,另一端系重物。抛掷短路线时,应注意防止电弧伤人或断线危及人员安全,也要防止重物砸伤人。

(4)如果触电者触及断落在地上的带电高压导线,且尚未确证线路无电之前,救护者不可进入断线落地点8~10米的范围内,以防止跨步电压触电。进入该范围的救护人员应穿上绝缘靴或临时双脚并拢跳跃着接近触电者。触电者脱离带电导线后应迅速将其带至8~10米以外立即开始急救。只有在确证线路已经无电,才可在触电者离开触电导线后就地急救。

在使触电者脱离电源时应注意的事项：

（1）救护者不得采用金属和其他潮湿的物品作为救护工具。

（2）未采取绝缘措施前，救护者不得直接触及触电者的皮肤和潮湿的衣服。

（3）在拉拽触电者脱离电源的过程中，救护者宜用单手操作，这样对救护者比较安全。

（4）当触电者位于高位时，应采取措施预防触电者在脱离电源后坠地摔伤亡。

（5）夜间发生触电事故时，应考虑切断电源后的临时照明问题，以利于救护。

（6）在进行解脱电源的动作时，要事先采取防摔措施，防止触电者脱离电源后因肌肉放松而自行摔倒，造成新的外伤。解脱电源的动作要用力适当，防止因用力过猛而使带电电线击伤在场的其他人员。

（二）现场的简单诊断

在解脱电源后，触电者往往处于昏迷状态，全身各组织严重缺氧，生命垂危。所以，这时不能用整套常规方法进行系统检查，而只能用简单有效的方法尽快对心跳、呼吸及瞳孔的情况作出判断，以确定触电者是否假死。

简单诊断的方法有：一是观察触电者是否还存在呼吸。救护者可用手或纤维毛放在触电者鼻孔前，感受和观察是否有气体流动；同时，观察触电者的胸廓和腹部是否存在上下移动的呼吸运动。二是检查触电者是否还存在心跳。可直接在触电者的心前区听是否有心跳的心音，或摸触电者的颈动脉、肱动脉，看是否搏动，还可以结扎触电者的手指末端，看是否有肿胀。三是看触电者的瞳孔是否扩大。人的瞳孔受大脑控制。在正常情况下，瞳孔的大小可随外界光线的强弱变化而自动调节，使进入眼内的光线适中。人在假死状态中，大脑细胞严重缺氧，机体处于死亡边缘，整个调节系统失去了作用，瞳孔便自行扩大，并且对光线强弱变化也不起反应。

（三）现场急救

触电者脱离电源后，应争分夺秒就地进行抢救。"就地"之意就是不能消极地等待医生的到来，而应在现场施行正确救护的同时，派人通知医务人员到现场，并做好将触电者送往医院的准备工作。

根据触电者受伤害的轻重程度，现场救护有以下几种抢救措施：

1. 触电者未失去知觉时的救护措施

如果触电者所受的伤害不太严重，神志尚清醒，只是心悸、头晕、出冷汗、恶心、呕吐、四肢发麻、全身乏力，甚至一度昏迷，但未失去知觉，则应让触电者在通风、暖和的处所静卧休息，并派人严密观察，同时请医生前来或送往医院诊治。

2. 触电者已失去知觉（心肺正常）时的抢救措施

如果触电者已失去知觉，但呼吸和心跳尚正常，则应使其舒适地平卧着，解开其衣服以利呼吸，四周要保持空气流通，冷天应注意保暖，同时，立即请医生前来或送往医院诊治。若发现触电者呼吸困难或心跳失常，应立即施行人工呼吸或胸外心脏按压。

3. 电烧伤创面的处理方法

保护好烧伤创面，将创面用清洁衣服、被单包裹，禁忌涂抹有色素的药物，以免影响医生对烧伤深度的判断。合并大出血时，用橡皮止血带临时止血，并记录时间，定时放松，以防组织缺血坏死。

### （四）现场救护中的注意事项

1. 抢救过程中的注意事项

在抢救过程中应适时对触电者进行再判定。

（1）抢救时做了5个30∶2（心脏体外按压次数：人工呼吸次数）的循环后，应采用"看、听、触摸"的方法，在5～10秒钟内完成对触电者是否恢复自然呼吸和心跳进行再判断。

（2）在抢救过程中，要每隔数分钟用"看、听、触摸"的方法再判定一次触电者的呼吸和脉搏情况，每次判定时间不得超过5～10秒。在医务人员前来接替抢救前，现场人员不得放弃现场抢救。

2. 移送触电者时的注意事项

（1）心肺复苏应在现场就地坚持进行，不要图方便而随意移动触电者，如确有需要移动时，抢救中断时间不应超过30秒。

（2）移动触电者或将其送往医院，应使用担架并在其背部垫以木板，不可让触电者身体蜷曲着进行搬运。移送途中应继续抢救，在医务人员接替救治前不可中断抢救。

（3）应创造条件，用装有冰屑的塑料袋做成帽状包，绕在触电者头部，露出眼睛，使脑部温度降低，争取使触电者心、肺、脑的功能能得以复苏。

3. 触电者好转后的注意事项

如果触电者的心跳和呼吸经抢救后均已恢复，可暂停心肺复苏法操作。但心跳和呼吸恢复的早期仍有可能再次骤停，救护者应严密监护，不可麻痹，要随时准备再次抢救。触电者恢复之初，往往神志不清、精神恍惚或情绪躁动、不安，应设法使他安静下来。

禁止采取冷水浇淋、猛烈摇晃、大声呼唤或架着触电者跑步等土办法刺激触电者的举措。因为人体触电后，心脏会发生颤动，脉搏微弱，血流混乱，如果在这种险象下用上述土办法强烈刺激触电者的心脏，会使触电者因急性心力衰竭而死亡。

**4. 触电者"假死"时的注意事项**

对于触电后失去知觉，呼吸、心跳停止的触电者，在未经心肺复苏急救之前，只能视为"假死"。任何在事故现场的人员，一旦发现有人触电，都有责任及时、不间断地对之进行抢救。"及时"就是要争分夺秒，即在医生到来之前不等待，送往医院的途中也不可中止抢救。"不间断"就是要有耐心，坚持抢救，抢救时间应持续 6 小时以上，直到救活触电者或医生作出触电者已临床死亡的认定为止。

只有医生才有权认定触电者已死亡，宣布抢救无效，否则，就应本着人道主义精神坚持不懈地运用人工呼吸和胸外按压等方法对触电者进行抢救。

### 五、预防触电的要点

家用电器最好接有地线；掌握家电知识，自己不拆卸、安装电器；发现电线、开关等有问题时，请专业人员修理；不在已破电线上搭晒衣物；远离（10米远）大风刮断的高压线；禁止在潮湿的地板上修电器；发现有"霹雳"的火花声时，立即关闭电源，预防触电。

## 第二节 雷击事故的现场急救

雷是自然现象中的一种，天空中带不同电的云，相互接近时，产生的一种大规模的放电现象，电压高达 1 亿至 10 亿伏特，电流达几万安培，同时还放出大量热能，瞬间温度可达 10000℃ 以上。其能量可摧毁高楼大厦，能劈开大树，击伤人畜。夏季冒雨行走或在破裂的电线旁最易被雷击，特别是衣服被雨淋湿并且使用金属手柄的雨伞或手持金属工具时，更容易被雷击。

### 一、雷击的主要症状

皮肤被烧焦，鼓膜或内脏被震裂，心室颤动，心跳停止，呼吸肌麻痹。

### 二、雷击事故的现场急救

（1）将被雷击者就地平卧，松解衣扣、乳罩、腰带等。

（2）立即进行口对口人工呼吸和胸外心脏按压，坚持到被雷击者苏醒为止。

（3）用手导引或针刺被雷击者的人中、风池、阳陵、内关、合谷、太冲、命门等穴位（见图 6 – 1）。

（4）送医院急救。

第六章　各种常见意外伤害的现场急救

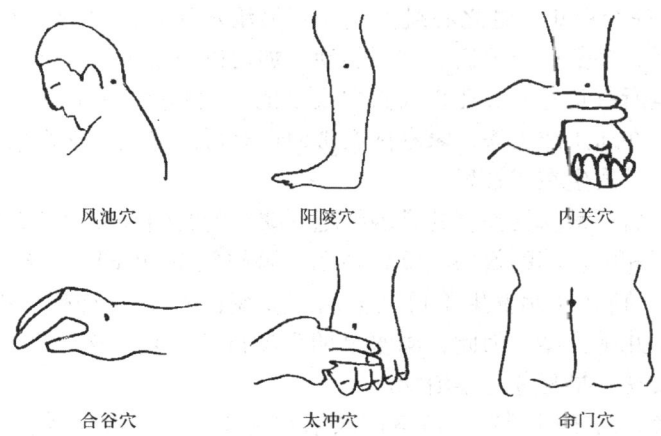

图6-1　雷击事故现场急救时按压的几个穴位

### 三、预防雷击的要点

（1）雷雨天时，不在室外走动或在大树下避雨，拿掉身上的金属，蹲下防雷击。关闭电视、收音机，拔掉天线。

（2）打雷时，远离电灯、电源，不靠近柱和墙壁，以防引起感应电。

（3）在高楼楼顶处时，必须快入室内，在高山上时要快下山，在水中应快上岸。

（4）关好门窗、关闭家电。

（5）在室外者感到头发竖立、皮肤刺痛、肌肉发抖，即有将被闪电击中的危险，要尽快俯卧于地面。

（6）安装楼顶热水器时，不要高于楼顶防雷针。

## 第三节　溺水事故的现场急救

据联合国一项调查报告显示，在26个发达国家中，溺水是儿童意外伤害中仅次于交通事故的第二位死因。在我国，儿童溺水死亡率为8.77/100000，0~14岁儿童溺水死亡占总溺水死亡人数的56.04%。溺水是0~14岁年龄组儿童第一位的死因。

当人溺水时，首先出现一种保护性的反射措施，即呼吸暂停，经过0.5~1分钟，由于缺氧又开始呼吸，致使水分甚至其中夹带的泥沙被吸入呼吸道。此时因各种反射仍然存在，溺水者可发生剧烈呕吐，呕吐物又可能被吸入，引起呼吸道阻塞。由于严重窒息缺氧，溺水者意识已几乎丧失。约1.5分钟左右，溺水者呼吸停止或停止后暂时恢复，继续吸水，意识完全丧失，瞳孔散大，约再持续

1分钟，呼吸完全停止，继之心跳停止。可见溺水死亡的过程仅4~5分钟。儿童发生溺水后，多数由于惊慌、剧烈躁动，加之体力较弱，故进程更快。婴幼儿的溺死人数是所有意外事故死亡人数中最多的，尤其是1~4岁的小孩。溺水事件不单只发生在河川或大海，家庭洗衣机内也有可能造成小孩溺死，还有许多的幼儿溺死事件是发生在浴缸里。

溺水窒息后，最易受损害的是脑细胞。缺氧的时间和程度，直接影响着心肺复苏的成功率和脑复苏的效果。资料显示，脑缺氧10秒即可出现意识丧失；缺氧4~6分钟，脑神经元发生不可逆的病理改变；6~9分钟死亡率达65%；12分钟则成活率几乎为零。因此，溺水早期现场抢救必须快速、有效，分秒必争，力争做到早发现、早复苏、早治疗。

溺水轻者，落水时间短，口唇四肢末端易青紫，面肿，四肢发硬，呼吸浅表，出现轻度缺氧现象；重者，出现低血氧症。落水时间长，面色青紫，口鼻腔充满血性泡沫或泥沙，四肢冰冷，昏睡不醒，瞳孔散大，呼吸停止。

## 一、溺水事故的自救

落水后要镇静不慌。举手挣扎，会使人下沉。应仰卧，头向后，口鼻向上露出水面。呼气要浅，吸气要深，这样可勉强浮起，等人来救。在水中腿抽筋要尽快呼救，并仰泳浮上水面，用手将抽筋的腿的脚趾向背侧弯曲，可使痉挛松解，好转后，应迅速上岸。

## 二、溺水事故的援救

溺水正在发生时，如果离岸边不远，溺水者正在挣扎，应立即将绳索、竹竿、木板或救生圈抛向溺水者，让其抓住，使其浮出水面或将其拖到岸边。如果溺水地点距岸边较远，有条件的最好划船前去救助，以免体力不支，急救者出现意外；若现场没有条件，急救者应游到溺水者后方，用左手从其左臂和上半身中间握对方的右手，或拖住落水者的头，用仰泳方式将其拖到岸边。急救者需防溺水者抱住不放，影响急救。万一被抱住，急救者应松手下沉，先与溺水者脱离，然后再施救，或向后推溺水者的脸，紧捏其鼻，使其松手，接着再施救。

## 三、溺水事故现场急救的措施

（1）保持呼吸道通畅。立即清除溺水者口、鼻内的泥沙、呕吐物等，松解其衣领、纽扣、乳罩、内衣、腰带、背带等，但要注意保暖。必要时，将溺水者的舌头用手巾、纱布包裹拉出，使其保持呼吸道通畅。

（2）控水（倒水）。控水不是必须程序。

方式一：急救者一腿跪在地，另一腿屈膝，将溺水者腹部横放在其大腿上，使其头下垂,接着按压其背部,使积水倒出(见图6-2)。

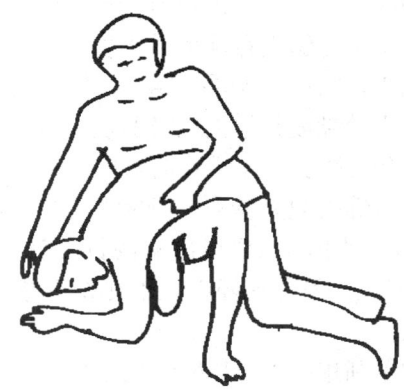

图6-2 为溺水者控水

方式二:急救者从后抱起溺水者的腰部,使其背向上、头向下,也能使水倒出来。控水要快速,以免耽误时间。

(3)人工呼吸与胸外心脏按压(详见本书第三章)。在送往医院途中也不能停顿,坚持数小时甚至更长,判定好转或死亡,才能停止。

(4)用手导引人中、涌泉等穴。

(5)溺水者苏醒后要禁食,用抗生素防感染。

## 第四节 车祸的现场急救

车祸,称交通事故,是指机动车辆和自行车在运行中因各种原因致伤人体的意外灾害,轻则擦伤、碰伤,重则引起多器官受损的复合伤,现场急救不及时残废死亡率很高。

美国的一次统计显示,在1000次汽车车祸中,有1678名伤者,其中65例为多发性创伤,15~24岁者为最多。[1]

来自公安部交通管理局的信息,截至2012年6月底,全国机动车总保有量达2.33亿辆,其中,汽车1.14亿辆,私家车保有量达8613万辆,占汽车保有量的75.55%。[2] 目前,我国车祸逐年增多,成批的多发性创伤逐年增加,死亡、致残率在直线上升。加强交通管理,积极创造条件进行现场急救刻不容缓。

车祸的致伤原因比较复杂,既有机械的因素(如挤压、抛掷等),也有其他

---

[1] 《车祸的急救》,载健康资讯。
[2] 薛萌:《全国机动车驾驶人数量达2.47亿》,载《交通安全周刊》2012年7月19日。

因素（如爆炸所致的烧伤等）。因此，车祸导致的创伤往往比较严重，许多伤者存在多发性创伤、复合伤等。这无疑给抢救治疗带来许多困难，而现场急救的成功与否则直接影响到伤者是否能够生存及生活质量。

有资料显示，创伤死亡存在三个高峰：第一高峰在伤后数分钟之内，多由于脑干、高位脊髓、心脏、主动脉或其他大血管的损伤所致，这类伤者只有极少数可能被救活。第二高峰是伤后数分钟至数小时之间，多由于脑、胸、腹内脏器或血管破裂，骨盆或股骨骨折等引起大量失血所致，这是抢救成活的关键所在，故也称为"创伤抢救的黄金1小时"，现场急救的目的就是要争取这"黄金1小时"，为进一步治疗争取时机。第三高峰则发生在伤后数日或数周之内，多由于严重感染或器官衰竭所致。

车祸现场急救的宗旨是利用一切可以利用的手段，以最快的速度进行急救和转送，尽可能使伤者能活着到医院，并为进一步治疗创造条件。

## 一、车祸现场急救的措施

### （一）呼　　救

在发生车祸时，任何"第一目击者"都应该毫不犹豫地参与现场急救，而不是袖手旁观。作为第一目击者，一方面要大声呼救，另一方面应利用手边一切可以利用的物体，积极展开救援行动，如给伤者做心肺复苏、控制大出血、移开压住伤者的物体等。但要注意，急救时不能随便搬动伤者，以免搬动不当加重损伤。

### （二）去除危险因素

在车祸现场，急救人员必须争分夺秒，迅速除去威胁伤者生命安全的因素，现场急救的关键是气道管理、心肺复苏、包扎止血、骨折固定及安全运送。

### （三）伤者分类急救

根据伤者的情况，分轻重缓急进行救护；本着先救命后救伤的原则进行具体急救。

1. 心肺复苏

一旦确定伤者心跳、呼吸停止，应立即行心肺复苏术。心肺复苏操作简单，可由一人或两人完成，其程序为 C（心脏按压）→A（开放气道）→B（人工呼吸）。

2. 包扎止血

伤者如有明显外出血，可用加压包扎止血、指压止血、填塞止血或止血带止血。使用止血带时，必须注明上止血带的时间，以便每40分钟至1小时放松1分钟，防止肢体组织坏死。

3. 固定和搬运

骨折伤者在搬运前必须得到妥善固定，避免在搬运时增加伤者痛苦和加重损伤。对怀疑有脊柱损伤的伤者（如抛出车外的），搬运时必须十分小心，可采用担架搬运、平抱、平抬搬运或多人搬运法，切忌一人抱头，一人抬脚。转送伤者到医院的途中必须严密观察伤病情。

4. 气道管理

对昏迷伤者、气道发生阻塞的伤者应使其取仰卧位，平躺在通风良好的地方，松开其衣领、内衣、裤带等，除去呕吐物、血块、泥草、假牙等口鼻气道阻塞物，用仰头抬颌法解除舌后坠。

## 二、车祸现场急救的注意事项

（1）不要拿纸去捂车祸伤者的出血口或用绳子紧紧将出血部位以上的地方捆住。殊不知，纸张止血会造成血液粘连等现象，给医生的后期处置带来麻烦，而用绳子捆住止血会使出血的部位失血，因而造成肌肉坏死。正确方法为：用毛巾、手帕等干净的东西用力压迫出血部位，等待医生到来。

（2）搬运伤者时，首先要判断伤者是否意识清醒，是否可做应答。如果伤者意识清醒，应询问他（她）伤在哪里或哪个地方痛。不能只想尽快从车上将伤者抬出来移到适合的地方，随意搬动骨折伤者可能造成伤者脊髓损伤和瘫痪。正确做法为：对于腰部、颈部骨折的伤者，应该多找几个人来，一起动手将其平拖出来，然后平放在地上；对于昏倒在座椅上的伤者，安放颈托后，将其头部和躯干一起固定在座椅的靠背上，然后拆下座椅，与伤者一起搬出；对于四肢骨折者，不要随意动其骨折部位，可就近寻找木棍、竹竿等固定物，将其和伤者的骨折部位绑在一起。在转运伤者时，应尽量让其保持平卧姿势，使其头朝车尾、脚朝车头。

（3）处置昏迷的伤者时，要不停呼喊伤者，对于呼吸不好、脉搏很微弱的危重昏迷伤者，可以立即对其进行胸外按压和人工呼吸。

## 三、预防车祸的要点

（1）注意系上安全带。

（2）熟悉道路以及道路交通安全法律规范。

（3）不在马路上横穿乱跑、追逐打闹或做各种游戏。

（4）驾驶机动车时，不违章，违章超车、酒后驾车等都可能导致交通事故。

（5）驾驶机动车时，车速不能过快，不能超速行车、疲劳驾驶，注意保持车距。

（6）行人过马路应走人行横道线，注意来往车辆，不斜穿猛跑或突然改变行走路线。

（7）学龄前儿童上街一定要有成年人带领，不钻、跨、倚、坐交通护栏、隔离墩。

（8）在有人行横道灯的路口，应等绿色人行灯亮时通过；在无人行横道线的地方过马路，应先看左、后看右，确定无机动车辆驶来时再通过。

## 第五节　呼吸道阻塞的现场急救

### 一、呼吸道阻塞的原因

（1）饮食不慎。成年人大多发生在进餐过程中，因进食急促、过快，尤其在摄入大块的、咀嚼不全的食物时，若进餐的同时又大笑或说话，很容易使一些肉块、鱼团、菜梗等滑入呼吸道。

（2）酗酒。大量饮酒时，由于血液中酒精浓度升高，使咽喉部肌肉松弛而吞咽失灵，食物团块极易滑入呼吸道。

（3）个别老年人因咳嗽、吞咽功能差，或不慎将假牙或牙托误送入呼吸道。

（4）婴幼儿和儿童常有嬉弄和口含异物的习惯，且因防御咳嗽力弱、反射功能差，一旦嬉笑或啼哭时，会因深吸气而将口腔中的物品吸入呼吸道。

（5）昏迷病人，因舌根坠落，胃内容物和血液等返流入咽部，也可能阻塞呼吸道入口处。

（6）企图自杀或者精神病患者，故意将异物送入口腔而插进呼吸道。常见的呼吸道异物有糖果、话梅、花生米、药片、西瓜子、纽扣等。值得注意的是，因为这类意外事故常发生在餐馆进餐时，尤其是原来患有冠心病者，极易误诊为冠心病发作，"餐馆冠心病"的名称就是由此而来。

### 二、呼吸道阻塞的现场急救

#### （一）自救法

1. 咳　　嗽

异物仅造成不完全性呼吸道阻塞，患者尚能发音、说话、有呼吸和咳嗽时，应鼓励患者自行咳嗽和尽力呼吸，不应干扰患者自己力争排出异物的任何动作。自主咳嗽所产生的气流压力比人工咳嗽高 4~8 倍，通常用此方法排除呼吸道异物的效果较好。

2. 腹部手拳冲击法

患者一手握拳置于自己上腹部，相当于脐上远离剑突处，另一手紧握该拳，用力向内、向上做 4~6 次快速连续冲击。

3. 上腹部倾压椅背法

患者将上腹部迅速倾压于椅背、桌角、铁杆和其他硬物上，然后做迅猛向前倾压的动作，以造成人工咳嗽，驱出呼吸道异物（见图6-3）。

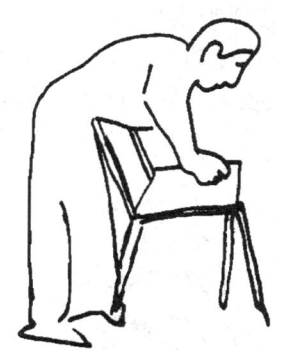

图6-3 上腹部倾压椅背法

（二）互救法

1. 拍背法

（1）意识尚清楚的患者，可取立位或坐位，急救者站在患者的侧后位，一手置患者胸部以围扶患者；另一手掌根在患者肩胛区脊柱上给予6~8次连续急促拍击。拍击时应注意，患者头部要保持在胸部水平或低于胸部水平，充分利用重力使异物驱出体外；拍击时应快而有力。（见图6-4）

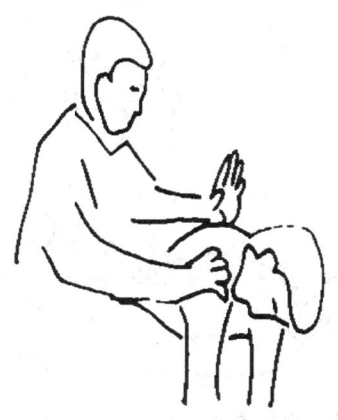

图6-4 拍背法

（2）对于意识欠清或不清的患者，应使患者屈膝蜷身，面向急救者侧卧，头低于胸部水平，急救者以膝和大腿抵住患者胸部，然后迅速、用力地拍背6~

8次。

2. 手拳冲击法

（1）腹部手拳冲击法。腹部手拳冲击法，又称海氏急救法，1983年首先由美国Hleimlich报道。现场急救呼吸道异物数千例，因效果较好，故作为急救常识进行普及。手拳冲击腹部时，使腹压升高，横膈抬高，胸腔压力瞬间增高后，迫使肺内空气排出，形成人工咳嗽，使呼吸道内的异物上移或驱出。意识清醒者取立位（见图6-5）；意识不清醒者取卧位（见图6-6）。

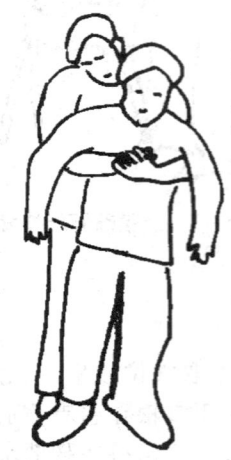

图6-5　腹部手拳冲击法（患者意识清醒）

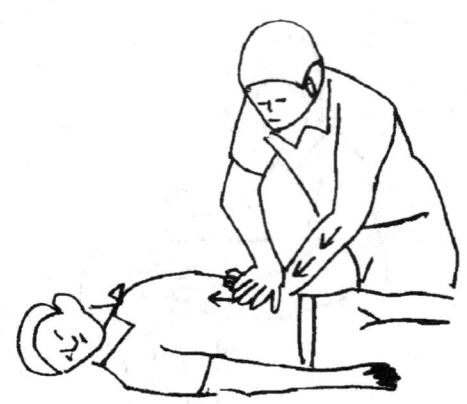

图6-6　腹部手拳冲击法（患者意识不清醒）

（2）胸部手拳冲击法。胸部手拳冲击法适用于十分肥胖的患者或妊娠后期的孕妇，急救者的双手无法围扶患者腰部时。

## 3. 手指清除异物法

一般只适用于可见异物，且为昏迷患者。急救者先用拇指及其余四指紧握患者的下颌，并向前下方提牵，使患者的舌头离开咽喉后壁，以使异物上移或松动。然后急救者的拇指与食指交叉，前者抵于齿列，后者压在上齿列，两指交叉用力，强使患者的口腔张开。急救者用另一手的食指沿其颊部内侧插入，在咽喉部或舌根处轻轻勾出异物；另一种方法是用一手的中指及时伸入患者口腔内，沿颊部插入，在光线充足的条件下，看准异物夹出。手指清除法不适用于意识清楚者，因手指刺激咽喉可引起患者恶心、呕吐。勾取异物动作宜轻，切勿动作过猛或粗莽，以免将异物推入呼吸道深处。

### （三）婴幼儿呼吸道阻塞的现场急救

#### 1. 意识清楚的患儿

对于意识清楚的患儿，应采取以下两种方法：

（1）背部拍击法。将患儿骑跨并俯卧于急救者的胳臂上，头低于躯干手握住其下颌固定头部，并将其胳臂放在急救者的大腿上，然后用另一手的掌根部用力拍击患儿两肩胛骨之间的背部4~6次。使呼吸道内压力骤然升高，有助于异物松动和排出体外。

（2）胸部手指猛击法

患儿取仰卧位，抱持于急救者手臂弯中，头略低于躯干。急救者用两手指按压两乳头连线与胸骨中线交界点下一横指处4~6次。必要时可与以上方法交替使用，直至异物排出或患儿失去知觉。

#### 2. 意识不清的患儿

对于意识不清的患儿，可采用轮换拍击背部和胸部的方法，如果连续数次无效，可试用手指清除异物法。如此反复进行，直到救护人员接替。

### 三、清除呼吸道异物的注意事项

呼吸道异物的清除常用拍背法和手拳冲击法，前者可使呼吸道瞬间压力升高，后者使呼吸道压力增高持久。应密切注意患者的意识、面色、瞳孔等变化，如有好转，可继续做几次；如患者的意识清楚转为昏迷或面色发绀、颈动脉搏动消失、心跳呼吸停止，应停止排除异物，而迅速作心肺复苏初级救生术。

## 第六节 动物咬伤的现场急救

### 一、毒蛇咬伤的现场急救

俗话说，一朝被蛇咬，十年怕井绳。看来，被蛇咬是非常可怕的经历，尤其是被毒蛇咬伤。因此，在有毒蛇出没的地区活动，学会被毒蛇咬伤后如何急救是非常必要的。

我国的毒蛇有四十余种，多分布于长江以南的广大省份。毒蛇咬伤人的事件多发生于夏、秋两季。蛇毒按其性质可分为神经毒、血液毒、混合毒三大类。

金环蛇、银环蛇、海蛇等毒蛇主要含神经毒。患者被咬伤后，伤口局部无炎症表现，仅有轻微刺痛、微痒、麻木、感觉减退，往往不引起注意而耽误诊治。全身中毒症状出现较迟，一般在被咬后1～6小时才开始，一旦出现，病情发展迅速，可出现全身不适、头晕眼花、呼吸困难、视力模糊等症状，如不及时抢救可危及生命。

蝰蛇、尖吻腹、竹叶青等毒蛇主要含血液毒。患者被咬伤后，伤口局部红肿、疼痛剧烈，流血不止，肿胀迅速向肢体上端蔓延，常有水泡、淤斑，中毒严重者可引起血压下降、心律失常、少尿、无尿，最后因循环衰竭而死亡。

眼镜蛇、眼镜王蛇、蝮蛇等毒蛇主要含混合毒。患者被咬伤后，伤口周围红肿、疼痛，红肿范围迅速扩大，伤口流血不多但很快闭合变黑。伤口周围有血泡。全身中毒症状于被咬伤后2～6小时出现，常有困倦思睡、呕吐、畏寒、吞咽困难、语言障碍、心律失常等表现。

（一）毒蛇咬伤的判断

在野外旅行、工作时，一旦被蛇咬伤要迅速判断是否被毒蛇咬伤。判断方法有：一是看蛇形。毒蛇的头多呈三角形，身上有彩色花纹，尾短而细；无毒蛇的头多呈椭圆形，身上色彩单调，尾细而长。最好将咬人的蛇打死以供诊断参考。二是看伤口。毒蛇咬伤的伤口表皮常有一对大而深的牙痕，或两列小牙痕上方有一对大牙痕，有的大牙痕里甚至留有断牙；无毒蛇咬伤则无牙痕，或有两列对称的细小牙痕。如果蛇咬伤发生在夜间无法看清蛇形，从伤口上也无法分辨是否为毒蛇所伤时，万万不可等待伤口情况是否发生变化来判断是否被毒蛇咬伤，此时，必须按毒蛇咬伤进行处理。

（二）毒蛇咬伤的急救措施

1. 防止毒液扩散和吸收

被毒蛇咬伤后，不要惊慌失措，更不要奔跑走动，这样会促使毒液快速向全身扩散。伤者应立即坐下或卧下，自行或呼唤别人来进行急救。防止毒液扩散和吸收的具体方法是：迅速用可以找到的鞋带、裤带之类的绳子绑扎伤口的近心端，如手指被咬伤可绑扎指根；手掌或前臂被咬伤可绑扎肘关节上；脚趾被咬伤可绑扎趾根部；足部或小腿被咬伤可绑扎膝关节下；大腿被咬伤可绑扎大腿根部。绑扎的目的仅仅在于阻断毒液经静脉和淋巴回流入心脏，而不妨碍动脉血的供应，与止血的目的并不相同，故绑扎时无需过紧，其松紧度掌握在能够使被绑扎的下部肢体动脉搏动稍微减弱为宜。绑扎后每隔30分钟左右松解一次，每次1~2分钟，以免影响血液循环，造成组织坏死。

2. 迅速排除毒液

立即用凉开水、泉水、肥皂水或在有条件的情况下用1:5000的高锰酸钾溶液冲洗伤口及周围皮肤，以洗掉伤口外表的毒液。如果伤口内残留有毒牙，应迅速用小刀或碎玻璃片等尖锐物将毒牙挑出，使用前最好用火烧一下以达到消毒的目的。排除毒液的具体方法是：以牙痕为中心作十字切开，深至皮下，然后用手从肢体的近心端向伤口方向及伤口周围反复挤压，促使毒液从切开的伤口排出体外，边挤压边用清水冲洗伤口，冲洗挤压排毒须持续20~30分钟。如果随身带有茶杯，可对伤口作拔火罐处理，具体方法是：先在茶杯内点燃一小团纸，然后迅速将杯口扣在伤口上，使杯口紧贴伤口周围皮肤，利用杯内产生的负压吸出毒液。如果没带茶杯，也可用嘴吮吸伤口排毒，但吮吸者的口腔、嘴唇必须无破损、无龋齿，否则会有中毒的危险。吸出的毒液随即吐掉，吸毒后要用清水漱口。

3. 排毒完成后，要湿敷伤口以利毒液流出

必须注意，蛇毒是剧毒物，只需极小量即可致人死亡，所以绝不能因惧怕疼痛而拒绝切开伤口对蛇毒进行处理。若身边备有蛇药可立即口服以解内毒。如果病人出现口渴，可给足量清水让其饮用，切不可给酒精类饮料以防毒素扩散加快。经过切开排毒处理的伤员要尽快用担架、车辆送往医院作进一步的治疗，以免出现在野外无法处理的严重情况。转移运送中，要消除病人的紧张心理，保持安静。

（三）预防毒蛇咬伤的要点

（1）当野外旅行、工作时，尤其在夜间最好穿长裤、蹬长靴或用厚帆布绑腿，同时将长裤的裤角塞到鞋帮内，用鞋带系紧。

（2）持木根或手杖在前方左右拨草将蛇赶走，夜间行走时要携带照明工具，防止踩踏到蛇体招致咬伤。

（3）选择宿营地时，要避开草丛、石缝、树丛、竹林等阴暗潮湿的地方。

（4）还应常备解蛇毒药品，以防不测。

## 二、狗咬伤的现场急救

随着人们生活水平的不断提高，饲养宠物者日益增多，由此带来的人畜共患疾病也随之增多，其中，较为危险的是狂犬病。

（一）狂犬病概述

狂犬病，又名恐水症，是由狂犬病毒所致的自然疫源性人畜共患急性传染

病。狂犬病毒能在狗、猫、狼等的唾液腺中繁殖，狗、猫、狼等咬伤人后，狂犬病毒通过伤口残留的唾液使人感染。人发病时主要表现为兴奋、恐水、咽肌痉挛、呼吸困难、进行性瘫痪直至死亡。潜伏期为20~90天，个别可至19年。潜伏期较短的多见于年龄幼小者，咬伤头、颈、面、上肢者，咬伤较深者，以及病毒毒力较强者。外伤、受寒、劳累等也能促使患者提早发病。一旦发病，治疗上目前无特效药物，病死率极高，几乎为100%。带有狂犬病毒的狗常表现为两耳直立、双目直视、眼红、流涎、消瘦、狂叫、乱跑、见人就咬；也有少数的表现为安静，离群独居，一受惊扰狂叫不已，吐舌流涎，直至全身麻痹而死。有的狗、猫虽无狂犬病表现，却带有狂犬病毒，它们咬人后照样可以使人感染狂犬病。

狂犬病一旦发病几乎无法救治，关键在于预防。预防的重点是：加强犬类管理，严格控制犬类，捕杀野犬，管理家犬；需要养犬时，应按公安、城管等部门有关规定办理登记，按期注射犬用狂犬疫苗，即对3个月至1岁的狗进行初种犬用狂犬疫苗。注射疫苗时，应在犬的后肢皮下注射活疫苗1针（灭活疫苗2针），以后每年加强免疫1次，可维护2年以上免疫效果。6个月龄的犬的疫苗剂量为3毫升，6~12个月龄的犬的疫苗剂量为4毫升，12个月龄以上的犬的疫苗剂量为5毫升。

狂犬病的全病程仅为5~6日，病势凶险，迅速恶化，自然痊愈者极其罕见。患病后，病程一般分为3个阶段：

（1）前趋期。有低热、头痛、疲倦、全身不适、烦躁不安和情绪不稳等现象。80%的病人在早已愈合的被咬伤处，又出现疼痛；当温度变化或气流通过时，伤愈处感觉过敏，有疼痛、发冷、麻木、发痒，甚至有蚁行似的感觉。这时对强光、高声敏感，肌张力增高，特别是咽喉肌肉有紧缩感，流口水。此阶段约为1~4日。

（2）兴奋期。兴奋和恐惧是这一阶段的突出表现，病人恐水、怕风，有发作性咽喉部和呼吸肌肌肉痉挛。每当喝水时，痉挛便发作，以至饮水难咽，并可引起呼吸困难，被迫把水吐出。结果病人极渴，但又怕喝水，甚至看到水或听到水流的哗哗声也引起发作。微风和扇子扇风也能引起痉挛发作。因此，我国古代民间均把被犬咬伤后，用扇子扇而发生畏惧者诊断为狂犬病。此外，声音、光亮、触动等刺激也可引起痉挛发作，每次发作时病人烦躁、大汗淋漓、发热、流涎满口、声音嘶哑，进而谵语、全身不自主地抽动、狂躁和昏迷交替，但发作的间歇期病人神智清楚。病人多死于痉挛发作中，此阶段一般持续1~4日。

（3）麻痹期。病人由狂躁不安转入安静，出现软瘫，以四肢为主，面部和咀嚼肌次之；病人表情淡漠、口闭不合、下颌下坠、失音、神智渐不清至昏迷死亡。此阶段仅持续约6~18小时。

大多数病人呈上述表现的暴躁型,极少数是麻痹型,从四肢麻痹发展到全身瘫痪,迅速衰竭死亡。

狂犬病人直接把病毒传染给另一个人的可能性极小,佀确实有可能发生。除病人可通过组织（如角膜）、器官移植手术,将狂犬病毒传播他人外,不能排除病人咬人或通过唾液直接或间接污染健康人的伤口从而传播狂犬病毒的可能性。对狂犬病人必须住院隔离,使其镇静,以减少对周围人员的威胁,并通过医疗手段减轻病痛,延长病人生存时间。

### （二）狗咬伤的急救措施

不管是带有狂犬病毒的狗、猫,还是正常的狗、猫（据文献报告,有相当多正常的狗、猫的唾液中带有狂犬病毒）,一旦被其咬伤,重要的是做好现场救护工作,千万不要急着去医院找医生诊治,而是应该立即、就地、彻底冲洗伤口。万一找不到水源,甚至可以用人尿代替清水冲洗,随后再设法找水源。

冲洗伤口,注意三点:一是要快。分秒必争,以最快速度把沾染在伤口上的狂犬病毒冲洗掉。因为时间一长病毒就会进入人体组织,沿着神经侵犯中枢神经,置人于死地。二是要彻底。由于狗、猫咬的伤口往往外口小,里面深,这就要求冲洗时,尽量把伤口扩大,让其充分暴露,并用力挤压伤口周围软组织,而且冲洗的水量要大,水流要急,最好是对着自来水龙头急水冲洗。三是伤口不可包扎。除了个别伤口大,又伤及血管需要止血外,一般不上任何药物,也不要包扎,因为狂犬病毒是厌氧的,在缺乏氧气的环境里,狂犬病毒会大量生长。

伤口反复冲洗后,再将病人送医院作进一步伤口冲洗处理（牢记,到医院后伤口还要认真冲洗）,接着应接种预防狂犬病疫苗。

这里特别要指出的是,千万不可被狗、猫咬伤后,伤口不作任何处理,错上加错的是不仅伤口不冲洗,而且涂上红药水包上纱布,这更加有害。同时,切忌长途跋涉赶到大医院求治,而是应该立即、就地、彻底冲洗伤口,在24小时内注射狂犬疫苗。

## 三、蜂螫伤的现场急救

### （一）蜂螫伤的表现

一般只表现为局部红肿疼痛,多无全身症状,数小时后即自行消退。若被蜂群蜇伤时,可能出现头晕、恶心、呕吐等症状,严重者可出现休克、昏迷或死亡,有时可发生血红蛋白尿,出现急性肾功能衰竭。过敏病人则易出现荨麻疹、水肿、哮喘或过敏性休克。

### （二）蜂螫伤现场急救的措施

(1) 蜂类蜇人后,会把尾部的毒针留在人体皮肤内,自救时必须先把这些毒针拔掉。蜂刺的头上有毒囊，拔的时候小心不要把毒囊弄破，以免毒液进入被螫伤者体内，加重中毒情况。可以用镊子或卡片在蜂针附近轻压，使针露出来的部分较长，然后用镊子把它夹出来，处理过程中动作要轻。

（2）蜂针拔出来以后，先挤出毒血，再用清水和肥皂冲洗伤口。清洗的时候不要抓挠伤口，否则指甲上的细菌会趁机而入，造成伤口感染。如果用苏打水或氨水浸泡、冲洗伤口，效果会更好；把牛奶涂在伤口上，效果也很好。

（3）可以用冰敷减轻伤口的红肿和痛痒，但不要把冰块直接放在伤口上，要用清洁的毛巾或手帕包好，还可以将湿泥涂在伤口上。

（4）如果感觉口渴，可以喝不含酒精的饮料或开水，否则血液循环加速，毒液会扩散更快。

（三）预防蜂螫伤的要点

不要到草丛或灌木丛中玩，最好离那儿远点，因为那里往往是蜂类的家园，碰到或捣毁蜂巢的时候，蜂类会凶狠地攻击你。如果发现成群的蜜蜂或者蜂巢应绕行。不要随意到花丛中去摘花，因为如果无意中碰到蜜蜂，很容易让它误以为你会伤害它。

## 四、蜈蚣咬伤的现场急救

蜈蚣有一对很尖的牙，毒液就顺着尖牙注入被咬者体内。被小蜈蚣咬伤，只会产生局部红肿和疼痛；如果被热带型大蜈蚣咬伤，会引起局部坏死、发热、淋巴管发炎、头晕、头疼、恶心、呕吐等全身症状。

被蜈蚣咬伤后的急救方法包括：马上用3%氨水、5%碳酸氢钠溶液或肥皂水洗净伤口；选择鲜蒲公英、鲜扁豆叶、芋头、鱼腥草中任意一种50～100克捣烂敷在伤口上；把南通蛇药涂在伤口周围，千万不要直接涂在伤口上；可以局部冷敷。有过敏症状的，要服用抗组织胺类药物，如扑尔敏、苯海拉明等；剧痛或全身症状较重的，要尽快送到医院救治。

# 第七章 突发灾害的现场急救

## 第一节 地震的现场急救

强烈地震，时间短、地区广、破坏性大，可造成人群各种严重的综合伤害。在6小时内因创伤死亡人数可在50%，其中有10%~15%的人可以救活，多数在1小时内因大失血、气道梗塞（1~2分钟）、缺氧所致昏迷而死。

我国处于环太平洋地震带与欧亚地震带交汇处，地质结构相当活跃，约有1/3的国土受到过侵袭。21世纪以来，全球共发生七级以上地震1200余次，1/10发生在中国。新中国成立40多年来，我国共发生11次七级以上地震，死亡达40余万人。

### 一、地震发生时，尽快找到稳固处躲藏

地震发生时，现场第一时间科学逃生以及自救是保存生命的有效方法。最简单的逃生办法是第一时间跑到空地。这时不能碰电器，也不能乘电梯，而是应该找一样坚固的东西顶在头上，保护头部不受掉落物砸伤，同时，快速撤离到房子外面。

万一地震来临时来不及出逃，就需要以最快的速度找到稳固物体躲藏。发生地震时，很多人在高层楼上面，首先会出现头晕，此时，应该快速找到可以扶住的东西，躺在地上，或者躲在桌子下面，暂时保护自己。需要提醒的是，人一眩晕，既不能在高空作业，也不能在深井旁边走，更不能在水边走，因为会有生命危险。

### 二、地震后的现场急救

（1）组织急救。由现场干部、群众、部队等自动组织起来，根据伤者的呼叫和他人提供的情况，把压在废墟下的伤者刨、挖出来。刨挖要快、准、稳，以免伤者再受伤。把伤者头面部露出，并清理其口鼻内的异物，以利于其呼吸。

（2）重伤者（如呼吸、心跳停止，大出血，头部、内脏受伤）应优先抢救。

（3）发现大批受伤者时，必须通过电话、电报、传真等方式向急救站、医院、领导机关迅速报告。

（4）送医院急救时，应采用汽车、火车、飞机等交通工具尽快将伤者送到。在途中应有专人照料，详细观察病情，尽快救助伤者，减少其痛苦。

（5）对于外伤各种情况的具体急救方法见本书第三章。

## 第二节　爆炸的现场急救

爆炸是一种突发的恶性事故，其造成的伤亡状况通常惨不忍睹。爆炸事故包括：煤气泄漏引爆事故（如罐装煤气泄漏或者管道煤气泄漏）、锅炉爆炸事故、高压锅爆炸事故、烟花爆竹工厂的爆炸事故、氢气球爆炸事故、化工厂、弹药库的爆炸事故、核泄漏造成的爆炸事故、战争时期使用炸弹、导弹等强大的杀伤武器的炸伤事故、军工厂的爆炸事故。不管是哪种爆炸，都给人们留下阴影。

爆炸事故都是意外的、突发的、猝不及防的，对人体造成的伤害是极其严重的，而且多人同时遇难，需要全体动员，紧急救护，减少伤亡和损失。

### 一、爆炸的伤害特点

根据爆炸的性质不同，造成的伤害特点也有所不同，其中，严重的多发伤占较大的比例。

#### （一）爆震伤

爆震伤，又称冲击伤，是在距爆炸中心0.5~1.0米范围内受到的伤害，是爆炸伤害中最为严重的一种损伤。

爆炸物在爆炸的瞬间产生高速高压，形成冲击波，作用于人体后形成爆震伤。冲击波比正常大气压大若干倍，作用于人体后会造成全身多个器官损伤，同时又因高速气流形成的压力，使人跌倒受伤，甚至肢体离断。

1. 爆震伤的常见伤型

爆震伤的常见伤型包括肺冲击伤、腹部冲击伤、颅脑冲击伤等。

2. 识别爆震伤

人在受到爆震后，通常表现为耳鸣、耳聋、耳痛、眩晕、胸闷、胸痛、咯血、呼吸困难、窒息、腹痛、恶心、肝脾破裂大出血导致休克、神志不清、嗜睡、失眠、记忆力下降，伴有剧烈头痛、呕吐、呼吸不规则。

#### （二）爆烧伤

爆烧伤实质上是烧伤和冲击伤的复合伤，发生在距爆炸中心1~2米范围内，由爆炸时产生的高温气体和火焰造成。严重程度取决于烧伤的程度。

### （三）爆碎伤

物体爆炸后直接作用于人体或由于人体靠近爆炸中心，造成人体组织破裂、内脏破裂、肢体破裂、血肉横飞，失去完整形态。还有一些是由于爆炸物穿透体腔，形成穿通伤，导致大出血、骨折。

### （四）有害气体中毒

爆炸后的烟雾及有害气体会造成人体中毒。常见的有害气体包括一氧化碳、二氧化碳、氮氧化合物。有害气体中毒的表现包括：由于某些有害气体对眼、呼吸道强烈的刺激，爆炸后眼、呼吸道有异常感觉；急性缺氧、呼吸困难、口唇发绀；发生休克或肺水肿，出现早期死亡症状。

## 二、爆炸伤的急救措施

（1）立即组织幸存者自救互救，并向"120"、"110"、"119"报警台求救。爆炸事故要求刑事侦查、医疗急救、消防等部门的协同救援。在这些部门的工作人员到来之前保护现场，维持秩序，初步急救。

（2）检查伤者受伤情况，先救命、后治伤。就地取材，进行止血、包扎、固定，搬运伤者注意保持脊柱损伤病人的水平位置，以防止移位而发生截瘫。

（3）迅速设法清除伤者气管内的尘土、沙石，防止发生窒息。伤者神志不清时，应使其侧卧，保持呼吸道通畅；伤者呼吸停止时，应立即进行口对口的人工呼吸和心脏按压；伤者已发生心脏和肺的损伤时，应慎重应用心脏按压术。

## 三、瓦斯爆炸

瓦斯是一种无色、无臭、无味、易燃、易爆的气体。如果空气中瓦斯的浓度在5.5%以上至16%时，有明火就会发生爆炸。瓦斯爆炸会产生高温、高压、冲击波，并放出有毒气体。

### （一）瓦斯爆炸的现场抢险

瓦斯爆炸后，应立即切断通往事故地点的一切电源。采取一切可能采取的措施，迅速恢复灾区的通风，是抢救遇险者最有效方法。恢复通风时，要由外向里，先侦察、后恢复，侦察一段、恢复一段。在恢复通风前，必须查明恢复通风段有无火源存在，如发现立即熄灭，否则，会再次引起爆炸。

在紧急抢救遇险者的特殊情况下，爆炸产生的大量有毒有害气体会严重威胁到回风方向的工作者，因此，在保证进风方向者已安全撤退出井的情况下，可以考虑是否采用反风，但对此必须十分慎重。不经过周密分析，盲目行动，往往会扩大事故的严重程度。若爆炸灾害发生在主进风井底附近时，可采用反风。

清除灾区巷道的堵塞物。瓦斯爆炸后产生冒顶，造成巷道堵塞，且通过其他相邻巷道无法及时到达灾区，影响救护队员进行抢救时，应考虑清理堵塞物的时间。若巷道堵塞严重，救护队员在短时间内不能清除时，应考虑其他能尽快恢复通风救人的可行办法，同时要恢复堵塞区外的通风，让不佩戴呼吸器者能够参加此项工作。在此情况下，救护队员应在旁进行监护并要做好准备，一旦通路打开，立即进入灾区抢救遇险者。

扑灭爆炸引起的火灾。为了抢救遇险者，防止事故蔓延和扩大，在灾区内发生火灾或发现残留火源，应立即扑灭。火势很大，一时难以扑灭时，应制止火焰向遇险者所在地蔓延，特别是在火源地点附近有瓦斯聚积的盲巷、窒息区的，尤其应千方百计防止火焰蔓延到盲巷、窒息区附近引起瓦斯爆炸。待遇险者全部被救出后，再进行灭火工作。火区内有遇险者时，应全力灭火。火势特大且有引起瓦斯爆炸的危险，用直接灭火法不能扑灭，并确认火区内遇险者均已牺牲（即无法救出活人）时，可考虑先对火区进行封闭，控制火势，用综合灭火法灭火。待大火熄灭后，再寻找遇难者的尸体。

存在连续爆炸危险时，为了抢救遇险者或封闭灾区，救护队指战员在紧急情况下，可利用两次爆炸的间隔时间进行抢险。但应严密监视通风和瓦斯情况，并认真掌握连续爆炸中时间间隔的规律，考虑在灾区内的停留时间。当间隔时间不允许时，严禁进入灾区，否则，难以保证救护者的自身安全。

最先到达事故矿井的小队，担负对灾区进行全面侦察，查清遇险遇难者数量及分布地点。发现幸存者时应让其立即佩戴自救器，然后再救出灾区，发现火源时要立即扑灭。在煤尘大、烟雾浓的情况下进行侦察时，救护队员应沿巷道排成斜线分段式前进。发现还有可能救活的遇险者，应迅速救出灾区。发现确已牺牲的遇险者，应在标明位置后，继续向前侦察。侦察时，除抢救遇险者外，还应特别侦察火源、瓦斯以及爆炸点的情况，顶板冒落的范围、支架、水管、风管、电气设备、局部通风机、通风构筑物的位置、倒向，爆炸生成物的流动方向及其蔓延情况，灾区风量、风流方向，灾区气体成分等，并做好记录，供救灾指挥部研究全面抢救方案。

所有生存者在事故发生后，应统一、镇定地撤离危险区。如果遇有一氧化碳中毒者，应及时将其转移到通风良好的安全地区；如果遇有心跳、呼吸停止者，应立即在安全处对其进行人工心肺复苏，不要延误抢救时机。

（二）瓦斯爆炸的现场避灾自救

1. 瓦斯爆炸前后现场工作者自我防护

现场工作者一旦遇到或发现瓦斯爆炸或爆炸预兆，要沉着、冷静，采取措施进行自救。具体方法是：背向空气颤动的方向，俯卧倒地，面部贴在地面，闭住气暂停呼吸，用毛巾捂住口鼻，防止把火焰吸入肺部。最好用衣物盖住身体，尽量减少肉体暴露面积，以减少烧伤范围。爆炸过后，要迅速按规定佩戴好自救器，以防止吸入有毒气体。同时，弄清方向，沿着避灾路线，赶快撤退到新鲜风流中。若无法逃离灾区时，应立即选择避难硐室，充分利用现场的一切器材和设备来保护自身安全。进入避难硐室后，要注意安全，最好找到离水源近的地方，设法堵好硐口，防止有害气体进入，注意节约矿灯用电和食品，室外要做好标记，有规律地敲打连接外部的管子、轨道等，发出求救信号，等待救护队前来救护。保持安静、尽量减少和避免不必要的活动和体力消耗，以延长避难的时间。

2. 爆炸烧伤者的现场急救

因瓦斯燃烧、爆炸火焰等引起烧伤，现场急救是救治烧伤的起点，其重点可概况为"灭、查、防、包、送"五个字。

（1）灭：熄灭伤者身上的火，使伤者尽快脱离热源，缩短烧伤时间；对已灭火而未脱去衣服的人，务必仔细检查其衣服，对已失去知觉的伤者要特别注意。

（2）查：检查伤者呼吸、心跳情况；检查伤者是否会合并其他外伤和有害气体中毒；对爆炸冲击烧伤病人，应特别注意有无颅脑损伤、胸腹腔内脏损伤和呼吸道烧伤。

（3）防：防止伤者休克、窒息、创伤污染。伤者因疼痛和恐惧常常发生休克，此时可用针法止痛或给止痛药；若发生急性喉头梗阻或窒息时，可请医务者进行气管切开术，保证通气；在现场检查和搬运病人时，一定要注意保护创面，防止污染。为了减少创伤的污染和损伤，伤者已灭火的衣服可以不脱或剪开除去。

（4）包：用较干净的衣服，把伤面包裹起来，防止再次污染。在现场对创伤一般不作处理，尽量不弄破水泡，保护表皮。

（5）送：迅速离开现场，把严重烧伤者送往医院。注意在搬运伤者时，动作要轻柔，行进要平稳，随时观察伤者的伤情。

3. 对井下中毒、窒息者的急救

立即将中毒者从危险区运到新鲜风流处，然后再寻找顶板良好、无淋水和通风正常的地点进行安置。进入危险区抢救中毒者时一定要佩用呼吸系统的个体防护装备。迅速将中毒者口、鼻内妨碍呼吸的粘液、血块、泥土、碎煤等除去，并将其上衣、腰带解开，胶鞋脱掉。

4. 爆炸伤的急救

（详见本节"二、爆炸伤的急救措施"）

（三）瓦斯爆炸预防

要加强井下通风，采用各种通风措施，保证井下瓦斯不超过规定含量；严格检查制度，发现有害气体超过规定时，应及时采取封闭等必要措施。每个矿工应注意，在下井作业时，严禁携带烟蒂和点火物品，同时，不要使用电炉和灯泡取暖。

## 第三节　火灾的现场急救

火灾是最普遍的灾害之一，严重威胁人的生命财产安全。火灾中，致死的第一原因往往不是火焰烧灼，而是不正确的逃生方法，如慌乱逃生引发的踩踏、烟雾中毒窒息和不加选择地跳楼等造成的伤害远比火灾本身更严重。

### 一、火灾的逃生方法

#### （一）熟悉环境法

熟悉环境法就是要了解和熟悉我们经常或临时所处建筑物的消防安全环境，事先制订较为详细的逃生计划，以及进行必要的逃生训练和演练。对确定的逃生出口、路线和方法，要让所有成员都熟悉掌握。必要时，可把确定的逃生出口和路线绘制成图，张贴在明显的位置，以便平时大家熟悉。一旦发生火灾，则按逃生计划顺利逃出火场。当人们进入商场、宾馆、酒楼、歌舞厅等公共场所时，要留心看一看太平门、安全出口、灭火器的位置，以便遇到火灾时能及时疏散和灭火。只有警钟长鸣，养成习惯，才能处险不惊，临危不乱。

#### （二）迅速撤离法

逃生行动是争分夺秒的行动，一旦听到火灾警报或意识到自己可能被烟火包围，千万不要迟疑，要立即跑出房间，设法脱险，切不可延误逃生良机。不要已经逃离险境又返回火场穿衣服、抢拿财物，导致丧命火场的悲剧。一般来说，火灾初期烟少火小，只要迅速撤离，是能够安全逃生的。

#### （三）毛巾保护法

火灾中产生的一氧化碳在空气中的含量超过1.28%时，即可导致人在1~3分钟内窒息死亡。同时，燃烧中产生的热空气被人吸入，会严重灼伤呼吸系统的软组织，严重的更可致人窒息死亡。逃生者多数要经过充满浓烟的路线才能离开危险的区域。逃生时，可把毛巾浸湿，叠起来捂住口鼻，无水时，干毛巾也可。身边如没有毛巾，餐巾布、口罩、衣服也可以代替。要多叠几层，使滤烟面积增大，将口鼻捂严。穿越烟雾区时，即使感到呼吸困难，也不能将毛巾从口鼻上拿开。

#### （四）通道疏散法

楼房着火时，应根据火势情况，优先选用最便捷、最安全的通道和疏散设施，如疏散楼梯、消防电梯、室外疏散楼梯等。从浓烟弥漫的建筑物通道向外逃生，可向头部、身上浇些凉水，用湿衣服、湿床单、湿毛毯等将身体裹好，要低势行进或匍匐爬行,穿过险区。如无其他救生器材时,可考虑利用建筑的窗户、阳台、屋顶、避雷线、落水管等脱险。火场逃生要迅速,动作越快越好,但是,千万不要轻易乘坐普通电梯。一方面,发生火灾后,电梯都会因断电而造成"卡壳",这样逃生者会被困在电梯中,反而处于更危险的境地,给救援增加难度;另一方面,电梯口直通大楼各层,火场的烟气涌入电梯,极易形成"烟囱效应",人在电梯里随时会被浓烟或毒气熏呛而窒息。

### (五) 绳索滑行法

在得不到及时营救,又身处高层的情况下,切不可盲目跳楼。当被困者所处的楼层在三层以下,各通道全部被浓烟烈火封锁时,可以用房间内的床单、被子、窗帘等织物,撕成能负重的布条连成绳索,并用水打湿,然后将其拴在牢固的暖气管道、窗框、床架上,被困者逐个顺绳索沿墙缓慢滑到地面或下到未着火的楼层,从而脱离险境。

### (六) 低层跳离法

如果被火困在二层楼内,无条件采取其他自救方法且得不到救助,在烟火威胁至万不得已的情况下,也可以跳楼逃生。但在跳楼之前,应先向地面扔掷棉被、枕头、床垫、大衣等柔软物品,以便"软着陆"。然后用手扒住窗台,身体下垂,头上脚下,自然下滑,以缩小跳落高度,并使双脚首先落在柔软物品上。

### (七) 借助器材法

人们处在火灾中,生命危在旦夕,不到最后一刻,谁也不会放弃生命,一定要竭尽所能设法逃生。逃生和救人的器材设施种类较多,通常使用的有缓降器、救生袋、救生网、救生气垫、救生软梯、救生滑杆、救生滑台、导向绳、救生舷梯等,如果能充分利用这些器材和设施,就可以"火口脱险"。

### (八) 暂时避难法

在无路可逃的情况下,应积极寻找暂时的避难处所,以保护自己,择机而逃。超过100米的高层建筑设有避难层,在发生火灾时,可以进入避难层避难。如果在综合性多功能大型建筑物内,可利用设在电梯、走廊末端以及卫生间附近的避难间,躲避烟和火的威胁。如果处在没有避难间的建筑里,被困者应创造避难场所,求得生存。首先,应关紧房间迎火的门窗,打开背火的门窗,但不要打碎玻璃。如果窗外有烟进来时,要赶紧把窗子关上;如果门窗缝或其他孔洞有烟进来时,要用毛巾、床单等物品堵住,或挂上湿棉被、湿毛毯、湿床单等难燃物品,并不断向迎火的门窗及遮挡物上洒水,最后淋湿房间内一切可燃物,一直坚持到大火熄灭。另外,在被困时,要主动与外界联系,以便极早获救。如果房间有电话、对讲机、手机,要及时报警。如果没有这些通讯设备,白天可用各色的旗子、衣物摇晃,或者向外投掷物品,夜间可摇晃点着的打火机、划火柴、打开电灯、手电向外报警求援,直到消防队前来救助脱险或在能疏散的情况下择机逃生。在逃生过程中,如果有可能应及时关闭防火门、防火卷帘门等防火分隔物,启动通风和排烟系统,以便赢得逃生或救援的时机。

(九)标志引导法

在公共场所的墙面、顶棚、门顶、转弯等处要设置"太平门"、"紧急出口"、"安全通道"、"火警电话"、逃生方向箭头、事故照明灯等消防标志和事故照明标志。被困者看到这些标志时,马上就可以确定自己的行为,按照标志指示的方向有秩序地撤离逃生,以解"燃眉之急"。

(十)利人利己法

在众多被困者逃生过程中,极易出现拥挤、聚堆,甚至倾轧践踏的现象,造成通道堵塞和不必要的伤亡。相互拥挤、践踏,既不利于自己逃生,也不利于他人逃生。在逃生过程中如果看见前面的人倒下去了,应立即扶起,对拥挤的人应给予疏导或选择其他疏散方法予以分流,减轻单一疏散通道的压力,竭尽全力保持疏散通道畅通,以最大限度减少伤亡。

## 二、七类火灾不能用水扑灭

(1)贮存有大量的硫酸、浓硝酸、盐酸等的场所发生火灾时,不能用直流水扑救,防止出现放热,引起燃烧。

(2)在一般情况下,不能用直流水扑救可燃粉尘,如面粉、铝粉、糖粉、煤粉等,防止形成爆炸性混合物。

(3)轻于水且不溶于水的可燃液体发生火灾,不能用直流水扑救,防止液体随水流散,促使火势蔓延。

(4)贮存遇水燃烧物质的场所发生火灾时,不能用水扑救。这些物质主要包括活泼金属锂、钠、钾;金属粉末锌粉、镁铝粉;金属氢化物类氢化锂、氢化钙、氢化钠;金属碳化物碳化钙(电石)、碳化钾、碳化铝;硼氢化物二硼氢、十硼氢等。

(5)一些高温生产装置或设备着火时,不宜用直流水扑救,防止突然冷却,引起设备破坏。

(6)熔化的铁水、钢水在未冷却之前,不能用水扑救,防止水出现分解,引起爆炸。

(7)在没有良好的接地设备或没有切断电源的情况下,一般不能用水来扑救高压电气设备火灾,防止触电。

### 三、火灾中烧伤的现场急救

#### （一）火灾烧伤后现场急救的原则及意义

烧伤后急救的原则是迅速移除致伤源，终止烧伤，脱离现场，并及时给予适当的处理。现场急救的重要性在于可以有效地减轻损伤程度，减少病人痛苦，降低并发症和死亡率。烧伤病人的现场急救是烧伤治疗的起始和基础，对以后的治疗和病人的生命安全都有十分重要的影响。

#### （二）发生热力烧伤时的现场急救

热力烧伤一般包括热水、热液、蒸气、火焰和热固体，以及辐射所造成的烧伤，在日常生活中发生最多，因而民间的"急救"措施也多种多样，最常见的是在创面上涂抹牙膏、酱油、香油等，这些物品都不利于热量散发，同时可能加重创面污染。在火焰烧伤中，伤者奔跑呼喊，以手灭火；在油燃烧致伤中用水灭火等，这些做法都是不对的。

有效的措施是立即去除致伤因素，并给予降温。例如，热液烫伤时，应立即脱去被浸渍的衣物，使热力不再继续作用，并尽快用凉水冲洗或浸泡，使伤部冷却，减轻疼痛和损伤程度。火焰烧伤时，切忌奔跑、呼喊或者以手扑火，以免助火燃烧而引起头面部、呼吸道和手部烧伤，应就地滚动，或者用棉被、毯子等覆盖着火部位。适宜水冲的，以水灭火；不适以水冲的，用灭火器等灭火。

去除致伤因素后，创面应用冷水冲洗。这样做的好处是能防止热力的继续损伤，可减少渗出和水肿，减轻疼痛。冷疗需在伤后半小时内进行，否则无效。具体方法是：烧伤后创面立即浸入自来水或冷水中，水温要求不严格，15℃～20℃左右即可，亦可用纱布垫或毛巾浸冷水后敷于局部半小时至一小时，或更长，直到停止冷疗后创面不再感觉疼痛。冷水冲洗的水流与时间应结合季节、室温、烧伤面积、伤者体质适度把握。如果气温低、烧伤面积大或者伤者年老体弱，则不能耐受较大体表范围的冷水冲洗。不要冲洗后在创面上随意涂抹药品，包括基层医疗单位和家庭常用的一些外用药（如龙胆紫、红汞等），以免影响清创和对烧伤深度的诊断。创面可用无菌敷料，没有条件的可用清洁布单或被服覆盖，尽量避免与外界直接接触，然后尽快送医院诊治。

#### （三）发生吸入性损伤时的现场急救

吸入性损伤，是指热空气、蒸气、烟雾、有害气体、挥发性化学物质等致伤因素和其中某些物质中的化学成分被人体吸入所造成的呼吸道和肺实质的损伤，以及毒性气体和物质吸入引起的全身性化学中毒。

吸入性损伤主要归纳为以下三个方面：一是热损伤，吸入的干热或湿热空气直接造成呼吸道粘膜、肺实质的损伤。二是窒息，因缺氧或吸入窒息剂引起窒息是火灾中常见的死亡原因。一方面，由于在燃烧过程中，尤其是在密闭环境中，大量的氧气被急剧消耗，而产生高浓度的二氧化碳，可使伤者窒息。另一方面，含碳物质不完全燃烧，可产生一氧化碳，含氮物质不完全燃烧可产生氰化氢，两者均为强力窒息剂，人体吸入后可引起氧代谢障碍，导致窒息。三是化学损伤，火灾烟雾中含有大量的粉尘颗粒和各种化学性物质，这些有害物质可通过局部刺激或吸收引起呼吸道粘膜的直接损伤和广泛的全身中毒反应。

迅速使伤者脱离火灾现场，置于通风良好的地方，清除口鼻分泌物和碳粒，保持呼吸道通畅，有条件者给予导管吸氧，判断是否有吸入窒息剂（如一氧化碳、氰化氢中毒）的可能性，及时送医疗中心进一步处理，途中要严密观察，防止因窒息而死亡。

### （四）发生电烧伤时的现场急救

电烧伤时，首先要用木棒等绝缘物或橡皮手套切断电源，立即进行急救，维持病人的呼吸和循环。在伤者出现呼吸和心跳停止时，应立即进行口对口人工呼吸和胸外心脏按压，不要轻易放弃。

### （五）烧伤伴合并伤时的现场急救

火灾现场除造成烧伤外，往往还伴有其他损伤。例如，煤气、油料爆炸，可伴有爆震伤；发生车祸时，可伴有挤压伤、颅脑损伤、骨折、内脏损伤或者大出血，等等。在急救中，对危急病人生命的合并伤，应迅速给予处理。例如，伤者为活动性出血时，应给予压迫或包扎止血；伤者为开放性损伤时，应争取灭菌包扎或保护；伤者为合并颅脑、脊柱损伤时，应在注意制动的同时小心搬动；伤者为合并骨折时，应给予简单固定，等等。

### （六）经现场急救后，转送前的注意事项

经过现场急救后，为使伤者能够得到及时、系统的治疗，应尽快转送医院，送院的原则是尽早、尽快、就近。但是由于一些基层医院没有烧伤外科的专业人员，因此，烧伤伤者经常遇到再次转院的问题。此时，对于轻中度烧伤者，一般可以及时转送；对于重度伤者，因伤后早期易发生休克，故对此类伤者应首先及时建立静脉补液通道，给予有效的液体复苏，预防休克的发生或及时纠正休克，减轻创面损伤程度，降低烧伤并发症的发生率。该工作若由火场消防医护人员或就近医疗单位负责，则能避免耽误时机。一般来讲，成人烧伤面积大于15%，儿童大于10%，并且其中Ⅱ度以上（含Ⅱ度）面积占1/2以上者，即有发生低血容量性休克的可能性，对于此类人员，应进行静脉补液治疗。

火灾烧伤后，现场急救是一项必要又具有重要意义的社会工作，需要多方力量的密切配合。当发生大的火灾，有较重大人员伤亡时，现场急救工作应摆在突出位置。国外消防队的一些做法（如队员多有良好的现场救治知识，出火场时

常配备必要的医护专业人员和救治设备，或者与医疗急救联动）值得借鉴推广。发生火灾时，消防官兵常常是首先到达火灾现场者和出入火海的战斗员，如何搞好火灾现场急救工作，怎样普及火场救治常识，也值得消防及有关部门进一步探讨和研究。

### 四、火灾中窒息的现场急救

统计表明，火灾中死于窒息的人数占绝大部分，真正被烧死者只占很少一部分。对火灾中的窒息者采取的急救措施是：首先，应该将窒息者抬到安全、通风、荫凉的地方，检查呼吸心跳是否停止。要将手放于窒息者的口鼻前，体会是否有气体出入，也可用羽毛放于窒息者口鼻前，效果十分明显。检查心跳时可采用摸脉搏或摸心前区的方法，判断心跳是否停止。如果伤者有心跳、无呼吸，应立即做口对口进行人工呼吸，直至窒息者恢复自主呼吸为止；若心跳、呼吸均已停止，就应立即进行胸外心脏挤压术和人工呼吸。千万不可不作任何抢救就将无呼吸、无心跳的窒息者送往医院，这样往往会使窒息者在送医途中因脑缺氧过久而无法抢救其生命。

## 第四节　洪水暴发的现场急救

洪水，通常是指由暴雨、急骤融冰化雪、风暴潮等自然因素引起的江、河、湖、海的水量迅速增加或水位迅猛上涨的水流现象。自古以来，洪水给人类带来很多灾难，如我国黄河和印度恒河下游常洪水泛滥成灾，造成重大损失。我国大约2/3的国土面积存在着不同类型和不同危害程度的洪水灾害。

### 一、洪水的类型

洪水的形成原因有多种多样，洪水的类型包括：

#### （一）雨洪水

在中低纬度地带，洪水的发生多由雨形成。大江大河的流域面积大，且有河网、湖泊和水库的调蓄，不同场次的雨在不同支流所形成的洪峰。各支流的洪水汇集到干流时，往往相互叠加，组成历时较长、涨落较平缓的洪峰。小河的流域面积和河网的调蓄能力较小，一次大雨就会形成一次涨落迅猛的洪峰。

#### （二）山　　洪

山洪是由于山区溪沟的地面和河床坡降都较陡，降雨后产流、汇流都较快，从而形成急剧涨落的洪峰。

### （三）泥石流

泥石流是由大雨引起山坡或岸壁的崩坍，大量泥石连同水流下泄而形成。

### （四）融雪洪水

在高纬度严寒地区，冬季积雪较厚，春季气温大幅度升高时，积雪大量融化，从而形成融雪洪水。

### （五）冰凌洪水

中高纬度地区内，由较低纬度地区流向较高纬度地区的河流（河段），在冬春季节因上下游封冻期的差异或解冻期差异，可能形成冰塞或冰坝，从而引起冰凌洪水。

### （六）溃坝洪水

溃坝洪水主要分为两类：一类是水库失事时，存蓄的大量水体突然泄放，使得下游河段的水流急剧增长甚至漫槽，形成立波向下游推进的洪水。另一类是冰川、地震或其他原因引起的巨大土体坍滑堵塞河道、壅高水位，使上游的水位急剧上涨，当堵塞坝体被水流冲开时，在下游地区也会形成洪水。

### （七）湖泊洪水

由于河湖水量交换或湖面大风作用或两者同时作用，可发生湖泊洪水。吞吐流湖泊，当入湖洪水遭遇和受江河洪水严重顶托时常产生湖泊水位剧涨，因盛行风的作用，引起湖水运动而产生风生流，有时可达 5~6 米，如北美的苏必利尔湖、密歇根湖和休伦湖等。

### （八）天文潮

天文潮，是指海水受引潮力作用而产生的海洋水体的长周期波动现象。海面一次涨落过程中的最高位置，称为高潮；最低位置，称为低潮；相邻高低潮间的水位差，称为潮差。加拿大芬迪湾最大潮差达 19.6 米，我国杭州湾的澉浦最大潮差达 8.9 米。

### （九）风暴潮

风暴潮，是指台风、温带气旋、冷峰的强风作用和气压骤变等强烈的天气系统引起的水面异常升降现象。它和相伴的狂风巨浪可引起水位上涨，又称风潮增水。

### （十）海啸

海啸多是由于水下地震或火山爆发引起。

## 二、洪水到来之前的预防措施

在洪水到来之前，要采取必要的防御措施：

首先，要堵塞门的缝隙，如旧地毯、旧毛毯都是理想的塞缝隙的材料；要在门槛外堆放沙袋，以阻止洪水涌入；要堵住大门下面所有空隙，最好在门槛外侧放上沙袋。沙袋可以自制，以长30公分，周长15公分最好，也可以用塑料袋塞满沙子、泥土或碎石，填充沙袋。如预料洪水会涨得很高，则在底层窗槛外也要堆上沙袋。

其次，如果洪水不断上涨，在短时间内不会消退时，应在楼上贮备一些食物及必要的生活用品，如饮水、炊具、衣物等。尤其是生活在偏僻地区的人，一旦交通受阻，救援者在两三天内难以赶到，只得自力自救，此时，必须准备饮用水、食物、保暖衣物以及烧开水的用具。如果没有轻便的用具，可以改吃干粮充饥。此外，最好携带火柴或打火机，必要时用来生火。

最后，如果洪水迅速猛涨，不得不躲到屋顶或爬到高树上，或者乘自救木筏逃生时，要收集一切可用来发求救信号的物品，如手电筒、哨子、旗帜、鲜艳的床单、布缎、沾油破布（用以焚烧）等，以及时发求救信号，争取被营救。否则，则只能坐以待毙。必要时，用一些绳子或被单使身体与烟囱相连，以免从屋顶滑下。自制简易木筏逃生时，可利用身边任何入水可浮的东西，如床、圆木、木梁、箱子、木板、衣柜。如没有绳子，可用被单绑扎木筏。婴幼儿还可放在大盆里涉水。出发之前，一定要先吃些含较多热量的食物（如巧克力糖、甜糕饼等），并喝些热饮料，以增强体力。不到迫不得已不可乘木筏逃生。乘木筏是有危险的，尤其是对于水性不好的人，一遇上汹涌洪水，很容易翻船。此外，爬上木筏之前一定要试验其浮力，并带一些食物、船桨及发信号的工具。

处于水深在0.7米以上至2米的淹没区内，或者洪水流速较大难以在其中生活的居民，应及时采取避难措施。避难时要注意：

一要让避难路线家喻户晓，让每一个避难者弄清洪水先淹何处，后淹何处，以选择最佳路线，避免造成"人到洪水到"的被动。

二要认清路标。在那些洪水多发的地区，政府修筑有避难道路。一般说来，这种道路应是单行线，以减少交通混乱和阻塞。在避难的道路上，应设有指示前进方向的路标，如果避难人群未能很好地识别路标，盲目地走路，再往回折返，便会与其他人群产生碰撞、拥挤，产生不必要的混乱。

三要保持镇定的情绪，掌握灾害心理学。据专家介绍，在一个拥有150万人口的滞洪区，当地曾做过一次避难演习，仅仅是一个演习，竟因为人多混乱挤塌了桥，发生死伤事故。在洪灾中，避难者由于自身的苦痛、家庭的巨大损失，已经是人心惶惶，如果再受到流言蜚语的蛊惑、避难队伍中突然发出的喊叫、警车和救护车警笛的乱鸣这些外来的干扰，极易产生不必要的惊恐和混乱。

## 三、洪水来临自救

（1）洪水到来时，来不及转移的人员，要就近迅速向山坡、高地、楼房、避洪台等地转移，或者立即爬上屋顶、楼房高层、大树、高墙等高的地方暂避。

（2）如果洪水继续上涨，暂避的地方已经难以自保，则要充分利用准备好的救生器材逃生，或者迅速找一些门板、桌椅、木床、大块的泡沫塑料等能漂浮的材料扎成筏逃生。

（3）如果已被洪水包围，要设法尽快与当地政府防汛部门取得联系，报告自己的方位和险情，积极寻求救援。千万不要游泳逃生，不可攀爬带电的电线杆、铁塔，也不要爬到泥坯房的屋顶。

（4）如果已被卷入洪水中，一定要尽可能抓住固定的或能漂浮的东西，寻找机会逃生。

（5）发现高压线铁塔倾斜或者电线断头下垂时，一定要迅速躲避，防止直接触电或因地面"跨步电压"触电。

（6）洪水过后，要做好各项卫生防疫工作，预防疫病的流行。

# 第八章 危及生命疾病的现场急救

## 第一节 心绞痛的现场急救

心绞痛,是指由于冠状动脉供血不足,心肌急剧的、暂时的缺血与缺氧所引起的临床综合征。心绞痛的特点为阵发性的前胸压榨性疼痛感觉,主要位于胸骨后部,可放射至心前区和左上肢,常发生于劳动或情绪激动时,持续数分钟,休息或用硝酸酯制剂后消失。心绞痛多见于男性,多数病人在40岁以上。

### 一、心绞痛的症状

**(一)早期心绞痛的症状**

(1) 在胸骨下段乳头之间1/3处(即胸廓正中线与左侧)疼痛。

(2) 心绞痛疼痛的范围往往是一片,患者通常用一个握紧的拳头放在胸部中间或稍偏左侧来表示疼痛范围。

(3) 疼痛常常不局限于胸部,还常放射至颈部前方喉头等处,并感觉到脖子像被人勒住了。疼痛时还向左上肢尺侧、后背放射,或者向左肩、左手内侧的三个指头以及腿部放射。

(4) 心绞痛常常是慢慢开始,起初隐痛较轻,数分钟后可达高潮。

(5) 心绞痛疼痛持续3~4分钟,最长可达15分钟。

**(二)发病期心绞痛的症状**

发病期心绞痛的症状常表现为:突然发生的胸骨中上部的压榨痛、紧缩感、窒息感、烧灼痛、重物压胸感,胸疼逐渐加重,数分钟后达到高潮,并可放射至左肩内侧、颈部、下颌、上中腹部或双肩;伴有冷汗,以后逐渐减轻,持续时间为几分钟,经休息或服硝酸甘油可缓解。不典型者则表现为:在胸骨下段,上腹部或心前压痛(有的仅有放射部位的疼痛,如咽喉发闷、下颌疼痛、颈椎压痛);心悸、面色苍白、恶心、呕吐、出冷汗,其恐怖感可迫使病人停止活动。老年人发病期心绞痛的症状常不典型,仅感胸闷、气短、疲倦。

另外,不同类型的心绞痛有不同的症状。各类型心绞痛的症状表现为:

1. 劳累性心绞痛

劳累性心绞痛的特征是由运动或其他增加心肌需氧量的情况所诱发的短暂胸痛发作，休息或舌下含服硝酸甘油后，疼痛常可迅速消失。

2. 自发性心绞痛

自发性心绞痛的特征是胸痛发作与心肌需氧量的增加无明显关系。这种疼痛一般持续时间较长，程度较重，且不易为硝酸甘油缓解，未见酶变化。心电图常出现某些暂时性的 S-T 段压低或 T 波改变。自发性心绞痛可单独发生或与劳累性心绞痛合并存在。自发性心绞痛患者因疼痛发作频率、持续时间及疼痛程度可有不同的临床表现。有时，患者可有持续时间较长的胸痛发作，类似心肌梗塞，但没有心电图及酶的特征性变化。

总之，心绞痛的症状有很多，心绞痛多数情况下也不是真痛，而是一种重压感、钳夹感和灼热塞闷感，好像心胸顿时变得很狭窄，无法扩展开来，因此，又称狭心症。

## 二、心绞痛的发病原因

### （一）冠状动脉粥样硬化

高血压、高脂血症和吸烟等因素使血脂的一些成分沉积于动脉管壁，形成粥样斑块，使管腔狭窄。当狭窄超过 70% 时，血流量减少，心肌组织缺血，导致心绞痛。

### （二）心肌氧供需平衡障碍

当体力活动、应激反应等原因需要心脏工作量增加时，冠状动脉不能相应扩张，导致心肌缺血引起心绞痛，也即当心脏氧供需平衡障碍时可能导致心绞痛发作。

### （三）冠状动脉痉挛

人体可以通过一些神经和体液因素来调节、控制心肌的血液供应量。疾病和生活的某些原因可以引起冠状动脉发生痉挛性收缩，管腔突然狭窄，造成一时性的心肌供血不足而发生心绞痛。

上面都是导致心绞痛的直接原因，在日常生活中，诱发心绞痛的间接原因也很多，如神经、精神因素或者情绪变化、焦虑、悲痛，都可诱发心绞痛。另外，高血压、高脂血症、糖尿病，以及过重的体力劳动、剧烈的运动，也可诱发心绞痛。

## 三、心绞痛的现场急救方法

（1）立即就地卧位休息，停止活动。心绞痛发作时不宜平躺，平躺时下肢血流回心血量增多,心脏负担加重,而使心绞痛加剧。患者宜半卧位休息。

(2) 使其快速吸氧,剧痛者可用杜冷丁 50~100 毫克肌肉注射。

(3) 将硝酸甘油 1~2 片(0.3~0.6 毫克)放舌下含化,2~3 分钟见效,能维持 30 分钟左右;或者含服消心痛(硝酸异山梨醇酯)1~2 片(5~10 毫克),2~3 分钟见效,维持 3~4 小时;或者将亚硝酸异戊酯(0.2 毫升)裹在手巾内挤碎,立即捂病人的鼻部,让病人吸入挥发的气体,约 10~15 秒见效。

(4) 含服速效救心丸 10~15 粒,很快见效。

在临床中,医生发现不少患者在发作心绞痛之初往往没有采取正确的自救措施,有的只是服用了速效救心丸而没有及时服用硝酸甘油,导致心肌梗塞的发生。对于冠心病患者,一旦发生心慌、胸闷等症状,除拨打"120"急救电话外,应立即舌下含服硝酸甘油。速效救心丸有芳香开窍、理气止痛的功效。从缓解疼痛的角度来看,速效救心丸作为应急使用,在胸痛时偶尔吃一下,可以缓解疼痛,但对冠心病患者来说,硝酸甘油是目前治疗心绞痛发作的首选药物,心绞痛发作时立即舌下含药,可最大限度地消除心肌梗塞的危险。冠心病患者应把药物放在随手可以取到的地方,药瓶的瓶盖要易于拧开。因硝酸甘油片容易变质失效,故应存放于金属小盒子内,定期检查,已过半年保质期则不宜使用。服药时最好取坐位或卧位,不要直立,防止发生低血压,一般 2 分钟开始生效。如症状未见缓解,可加含服 1 片。

## 第二节 急性心肌梗塞的现场急救

按照心肌梗塞的临床过程和心电图的表现,心肌梗塞分为急性、亚急性和慢性三类,大部分的临床症状都表现在急性期。

急性心肌梗塞,主要是指冠状动脉急性闭塞,血流中断引起的局部心肌的缺血性坏死。在 20%~60% 的急性心肌梗塞病人中,可于发病之初出现先兆症状,但其中 50% 左右在出现先兆症状时未能及时就医,病情严重致死。

### 一、急性心肌梗塞的症状

急性心肌梗塞常表现为:突然发生或出现较以往更剧烈而频繁的心绞痛,心绞痛持续时间较以往长,诱因不明显;心绞痛发作时,伴有恶心、呕吐、大汗等现象;检查时会发现心动过缓、急性心功能不全、严重心律失常或血压有较大波动,等等。此时若能加以注意并去医院诊断治疗,能大大避免心肌梗塞的出现。

而随着心肌梗塞病情的进展,症状也会表现得越来越明显。心肌梗塞的症状随梗塞的大小、部位、发展速度和原来心脏的功能情况等而轻重不同。主要症状如下:

## （一）疼痛

疼痛是最先出现的症状，疼痛部位和性质与心绞痛相同，但常发生于安静或睡眠时，疼痛程度较重，范围较广，持续时间可长达数小时或数天。病人常烦躁不安、出汗、恐惧，有濒死之感。

## （二）全身症状

全身症状主要表现为：发热，伴有心动过速、白细胞增高和红细胞沉降率增快等，由坏死物质吸收所引起。一般在疼痛发生后的 24~48 小时出现，程度与梗塞范围常呈正相关，体温一般在 38℃ 上下，很少超过 39℃，持续一周左右。

## （三）胃肠道症状

约 1/3 的病人有疼痛感，在发病早期伴有恶心、呕吐，上腹胀痛，心排血量降低，组织灌注不足等有关肠胀气的情况也较常见，重症者可发生呃逆。

## （四）心律失常

有 75%~95% 的病人会有心律失常的情况，多发生于起病后 1~2 周内，尤其在 24 小时内较为明显。

## （五）低血压和休克

病人的疼痛缓解而收缩压低于 80 毫米汞柱，且病人烦躁不安、面色苍白、皮肤湿冷、脉细而快、大汗淋漓、尿量减少、神志迟钝，甚至休克。

## （六）心力衰竭

主要是急性左心衰竭，可在起病最初数日内发生或在疼痛、休克好转阶段出现。发生率约为 20%~48%，为梗塞后心脏收缩力显著减弱和顺应性降低所致。病人出现呼吸困难、咳嗽、紫绀、烦躁等，严重者可发生肺水肿或进而发生右心衰竭的表现，出现颈静脉怒张、肝肿痛和水肿等。右心室心肌梗塞者，一开始即可出现右心衰竭的表现。

# 二、急性心肌梗塞的发病原因

## （一）基本病因

绝大多数（95% 以上）是冠状动脉粥样硬化，偶为冠状动脉血栓、炎症、先天性畸形、痉挛和冠状动脉口阻塞，造成管腔严重狭窄和心肌供血不足，而侧支循环未充分建立。在此基础上，一旦发生下列情况，心肌供血进一步急剧减少或中断，使心肌严重而持久地急性缺血达 1 小时以上，即可发生心肌梗塞。

1. 冠状动脉管腔内血栓形成

（1）心肌梗塞前无心绞痛病史者。冠状动脉粥样硬化使管腔狭窄一般都在 70% 以下，原管腔较为通畅，该动脉供血的区域无有效的侧支循环，血栓使管腔突然完全堵塞，受此血管供血的心肌急性坏死。此类病人发病急骤，症状严重，心肌坏死常自心内膜下至心外膜下贯通心室壁全层。其梗塞部位室壁常变薄向外扩张，在发病一周内易并发心脏破裂，血栓堵塞在冠状动脉大分支近端，贯通性梗塞累及范围较广，常发生急性左心衰、心源性休克及室壁瘤形成。

（2）原有心绞痛史或陈旧性心肌梗塞史者。急性血栓堵塞另一支冠状动脉，不仅使其供血部位发生急性心肌坏死，并阻断了提供原缺血和陈旧心肌梗塞部位的侧支循环，使病情较前更为严重。

（3）多支冠状动脉粥样硬化。在某支冠脉斑块已使管腔极为狭窄处发生急性血栓堵塞者，一般既往多有心绞痛史，可因存在一定数量的侧支循环对心外膜下心肌起了保护作用，急性堵塞所致的心肌坏死可能仅限于心内膜下心肌，呈多发灶性坏死，梗塞范围较小，故不易发生心脏破裂及室壁瘤形成。

（4）在冠脉斑块处血栓形成不完全堵塞。病人常出现不稳定性心绞痛，也可导致心内膜下急性心肌梗塞，心电图无异常 Q 波，此时应进行血清心肌酶学检查，以助诊断。

2. 冠状动脉痉挛

急性心肌梗塞病人发病后 12 小时内做冠脉造影，显示有冠脉痉挛者占 40%，向闭塞冠脉注入硝酸甘油能使闭塞的管腔开放或部分开放。

3. 粥样硬化斑块内或斑块下出血

富含脂质的软斑块表面的纤维覆盖帽较薄，加上斑块的外形，其中，脂肪灶处于偏心位置，受血流冲击易于破裂。除这些易损斑块的结构以外，由冠状动脉腔内压力急性改变，冠状动脉张力改变，随着每次心搏冠状动脉弯曲及扭转等外界因素都可使易损的斑块破裂或内膜下出血，诱发血小板聚集，血栓形成，使冠状动脉阻塞，导致心肌梗塞。

4. 心排血量骤降

休克、脱水、出血、外科手术或严重心律失常，致心排血量骤降，冠状动脉灌流量锐减。

5. 心肌需氧量猛增

重体力活动、血压升高或情绪激动，致左心室负荷明显增加，儿茶酚胺分泌增多，心肌需氧量猛增，冠状动脉供血明显不足，导致心肌细胞缺血、坏死。

（二）发病因素

对于心肌梗塞的发病，与所有冠心病一样，高胆固醇血症（或低密度脂蛋白增多）、高血压和吸烟是重要危险因素。

1. 性别与年龄

男性病人多于女性，男女比例为 2:1 到 3:1。绝大多数急性心肌梗塞发生于 40 岁以上的中年人和老年人，按国外文献所载，约占总数的 95%；个别病人不到30岁，发病率随年龄增大而明显增高。

2. 发病前原有的有关疾病

我国各地报道的心肌梗塞病例中，合并有高血压的占50%～90%，在北京地区1972～1983年有53.1%～70.2%，一般较国外记载的发病率稍高。伴发糖尿病的病例有3.9%～7.5%，较国外大多数报道的稍低。将近半数的病人以往有心绞痛史。

3. 诱发因素

按国内的资料，约1/2到2/3的病例有诱因可寻，其中，以过度劳累、情绪激动或精神紧张最为多见；其次是饱餐及上呼吸道或其他感染，少数为手术大出血或其他原因的低血压、休克与蛛网膜下腔出血等，也有一部分病人是在睡眠或完全休息中发作的。北京一组医院收治的急性心肌梗塞病例统计显示，急性心肌梗塞发病有明显的季节性变化规律，每年11月至次年1月和三四月有两个发病高峰，这一规律提示急性心肌梗塞发病与气候变化有关。

### 三、急性心肌梗塞的急救方法

冠心病患者常在家中或工作中发生心肌梗塞。在心肌梗塞发作的前几个小时，最易并发各种心律失常，导致休克、心力衰竭。如果随意搬动，盲目送往医院，容易发生危险，死亡率极高。如果现场急救得当，可以极大程度地降低死亡率。

（1）当患者出现心前区剧烈疼痛，服用硝酸甘油类制剂后，症状无明显缓解，仍在加重者，应考虑发生急性心肌梗塞的可能。

（2）当患者发生急性心肌梗塞后，应稳定情绪，让病人就地平卧或取其他适宜的体位，尽量减少不必要的搬动，绝对禁止来回走动或乱加搬动。

（3）如果现场有氧气袋，应立即让病人吸氧。

（4）同时，舌下含服硝酸甘油类制剂和病人平时常用的降压药，可加服镇静、镇痛类药物。

（5）尽快通知"120"或者立即与医院联系，速请医生来现场诊治。

（6）如果出现心搏骤停，应实施以下急救方法：立即拳击心前区，使心脏复跳；作胸外心脏按压，帮助恢复血液循环；口对口呼吸，减轻大脑皮层的缺氧等。

## 第三节　高血压危象的现场急救

高血压危象是发生在高血压病过程中的一种特殊临床综合征。高血压危象，是指原发性和继发性高血压在疾病发展过程中，在某些诱因作用下，使周围小动

## 第八章 危及生命疾病的现场急救

脉发生暂时性强烈痉挛，引起血压急剧升高，病情急剧恶化以及由于高血压引起的心脏、脑、肾等主要器官功能严重受损的并发症。

### 一、高血压危象的症状

高血压危象的临床上主要表现为：血压突然升高，且升高幅度较大，常高达21.3~35.9/12.3~16.0千帕（200~270/120~160毫米汞柱），原有症状加剧，常出现剧烈头痛、头晕、恶心、呕吐、耳鸣、心悸、面色苍白、口干、多汗、气急、视力模糊或暂时失明。有时因脑血管痉挛而导致半侧肢体活动失灵，更严重时，还会出现烦躁不安、抽搐、心绞痛、脑水肿、肾功能障碍或者昏迷等，若处理不及时，常危及生命。

### 二、高血压危象的发病原因

在原发性高血压和某些继发性高血压患者中，由于某些诱发因素的作用可引起高血压危象。其发生的病因有多种，常见的有：

（1）缓进型或急进型高血压，其中一期和二期患者均可发生。
（2）多种肾性高血压包括肾动脉狭窄、急性和慢性肾小球肾炎、慢性肾盂肾炎、肾脏结缔组织病变所致高血压。
（3）内分泌性高血压，其中有嗜铬细胞瘤、肾素分泌瘤等。
（4）妊娠高血压综合征和卟啉病（紫质病）。
（5）急性主动脉夹层血肿和脑出血。
（6）头颅外伤。

在上述高血压疾病的基础上，如有下列因素存在，高血压患者易发生高血压危象。

目前研究已证实的诱发因素包括：一是寒冷刺激、精神创伤、外界不良刺激、情绪波动和过度疲劳等。二是应用单胺氧化酶抑制剂治疗高血压，或同时食用干酪、扁豆、腌鱼、啤酒和红葡萄酒等一些富含酪氨酸的食物。三是应用拟交感神经药物后发生节后交感神经末梢的儿茶酚胺释放。四是高血压患者突然停服可乐定等某些降压药物。五是经期和绝经期的内分泌功能紊乱。

### 三、高血压危象的急救方法

（1）不要在病人面前惊慌失措，让病人安静休息，头部抬高，取半卧位，尽量避光。
（2）病人若神志清醒，可立即服用双氢克尿噻2片、安定2片，或复方降压片2片，少饮水，并尽快送病人到医院救治。
（3）在去医院的路上，行车尽量平稳，避免因过度颠簸而造成病人脑溢血。

(4) 对头痛严重者可针刺百会穴（两耳尖连线在头顶正中点），使之出血，以缓解头痛。如果发生抽搐，可手掐合谷穴、人中穴。

(5) 病人如果昏迷，要注意保持病人呼吸道通畅，让其侧卧，将下颌拉前，以利于呼吸。

## 第四节　急性心力衰竭的现场急救

急性心力衰竭，是指由于器质性心脏病发展到心肌收缩力减退，使心脏不能将回心血量全部排出，心搏出量减少，引起肺静脉淤血，动脉系统严重供血不足的一种病症。最常见的是急性左心衰竭所引起的急性肺水肿。

### 一、急性心力衰竭的症状

病人在出现心力衰竭时常突然感到极度呼吸困难，迫坐呼吸，或者感到恐惧、烦躁不安，频频咳嗽，咯大量白色或血性泡沫状痰液，严重时可有大量泡沫样液体由鼻涌出，面色苍白，口唇青紫，大汗淋漓，四肢湿冷，两肺满布湿罗音，心脏听诊可有舒张期奔马律，脉搏增快，可呈交替脉，血压下降，严重者可出现心源性休克。

### 二、急性心力衰竭的发病原因

(1) 广泛的急性心肌梗塞，急性心肌炎或急进性高血压时，左心室排血量急剧下降，肺循环压力升高。

(2) 二尖瓣狭窄，尤其伴有心动过速时，心室舒张期缩短，左心房的血液不能充分地流入左心室，左心房淤血扩张，因而引起肺静脉压升高。

(3) 严重的心律失常，如发作较久的快速性心律失常或重度的心动过缓。

(4) 输液过快或过多，心脏的负荷突然增加，原有左心衰竭病人可引起急性肺静脉高压。

(5) 合并电解质紊乱、酸碱平衡失调、低氧血症和使用负性肌力药物均可诱发或加重心力衰竭。

由上述诸病因引起肺静脉和肺毛细血管压力突然明显增高，当肺毛细血管渗透压超过4.8千帕（36毫米汞柱）时，则有大量浆液由毛细血管渗出至肺间质和肺泡内，发生急性肺水肿，严重者左心室排血量急剧下降，同时出现心源性休克。

### 三、急性心力衰竭的急救方法

(1) 让患者取坐位或半卧位，两腿下垂，以减少静脉回心血量，并有助于改善肺活量，必要时可使用止血带，每 5 分钟换一肢体，平均每肢体结扎 15 分钟左右，然后放松 5 分钟。结扎时，压力以刚达阻断静脉血流为宜，不宜过大以阻碍动脉血流。

（2）立即舌下含硝酸甘油 0.5 毫克，能使回流入心脏的血量减少，有效缓解气迫；含服巯甲丙脯酸（开搏通）1 片，能扩张动脉及静脉，减轻心脏的负荷及排血的阻力，使心脏功能得到一定的恢复。

（3）口服速尿片 2 片，能较快利尿，排出过多的体内水分，全身总血量适当减少，有利于减轻心脏的负担。

家属应安慰患者，不要恐慌，在送往医院的途中，一定要采取坐位。

## 第五节　昏迷的现场急救

### 一、昏迷的症状

昏迷，即意识丧失，是指脑功能严重障碍，引起高级神经中枢极度抑制的状态。昏迷多表现为意识丧失，运动、感觉及反射障碍，对外界刺激的反应消失。

根据昏迷程度，可分为：（1）浅昏迷。表现为对强烈疼痛刺激有反应，基本生理反应存在，生命体征正常。（2）中度昏迷。表现为对疼痛刺激的反应消失，生理反应存在，生命体征正常。（3）深昏迷。除生命体征存在外，其他体征均消失。（4）过度昏迷，即脑死亡。

### 二、昏迷的发病原因

（1）重症感染，如伤寒、败血症、中毒性菌痢、脑炎等。

（2）内分泌与代谢障碍，如甲状腺危象、尿毒症、肝性脑病、肺性脑病、糖尿病酮症酸中毒等。

（3）外源性中毒，如安眠药中毒、酒精中毒、有机磷农药中毒、一氧化碳中毒等。

（4）物理性损害，如高温中暑、触电、溺水等。

（5）颅脑疾患，如脑血管意外、高血压病、颅内占位性病变、颅脑外伤、癫痫等。

此外，也可见于心血管疾病及各种原因引起的重度休克。

### 三、昏迷的急救方法

（1）保持伤者气道畅通，按额提颏，张开气道，清除其口腔内的阻塞物。

（2）检查其脉搏，有需要时，即施行心肺复苏。

（3）检查伤者身体各部分有没有严重受伤及骨折。若有的话，须立即止血及处理。

（4）记录损伤及检视伤者随身携带的病历文件，以备参考。

（5）若伤者仍有呼吸和脉搏，而其颈和脊柱骨亦没有受伤，可让他侧卧或躺于复原卧式。

（6）保持伤者温暖，加以安慰，切勿给伤者饮食，尽快将伤者送医救治。

## 第六节 脑卒中的现场急救

脑卒中，又叫脑中风或急性脑血管意外，民间俗称中风，它是一种突然起病的脑血液循环障碍性疾病，具体而言，是指因各种诱发因素引起脑内动脉狭窄、闭塞或破裂而造成急性脑血液循环障碍，临床上表现为一过性或永久性脑功能障碍的症状和体征。它是导致老年人死亡最常见的三大疾病（脑血管病、冠心病、肿瘤）之一。从病理学基础来看，脑卒中可分为缺血性脑血管病与出血性脑血管病两类。

### 一、脑卒中的症状

脑卒中主要表现为：突然肢体麻木或者乏力，特别是出现在身体的一侧，突然言语不清或者言语理解困难，突然单眼或者双眼视物困难，或者视物重影；突然行走困难或者平衡失调，突然眩晕，突然没有原因的剧烈头痛。以上症状只要发生其中一种都应该立即就诊，即使这些症状在几分钟内消失，也不能排除脑卒中的可能性。

根据脑动脉狭窄和闭塞后神经功能障碍的轻重和症状持续时间，脑卒中的症状主要分为以下三种类型：

（1）短暂性脑缺血发作。颈内动脉缺血，表现为突然肢体运动和感觉障碍、失语，单眼短暂失明等，少有意识障碍。椎动脉缺血表现为眩晕、耳鸣、听力障碍、复视、步态不稳和吞咽困难等。症状持续时间短，可反复发作，甚至一天数次或数十次。可自行缓解，不留后遗症。脑内无明显梗死灶。

（2）可逆性缺血性神经功能障碍（RIND）与短暂性脑缺血发作（TIA）基本相同，但神经功能障碍持续时间超过 24 小时，有的病人可达数天或数十天，最后逐渐完全恢复。脑部可有小的梗死灶，大部分为可逆性病变。

（3）完全性卒中（CS）症状较可逆性缺血性神经功能障碍和短暂性脑缺血发作严重，不断恶化，常有意识障碍。脑部出现明显的梗死灶。神经功能障碍长期不能恢复，完全性卒中又可分为轻、中、重三型。

## 二、脑卒中的发病原因

脑卒中发生的危险因素很多,主要因素是高血压和伴有心力衰竭的心功能障碍,次要因素是高脂血症、糖尿病、肥胖和其他诸如遗传、吸烟、饮酒、气温低、气压高等因素。

## 三、脑卒中的急救方法

(1) 观察病人的生命体征,紧急联系神经科医生。
(2) 在病人倒下的地方就地抢救,若必须移动时千万要小心。
(3) 切忌对脑中风病人摇晃、垫高枕头、前后晃动或捻头部等。
(4) 病人意识清楚的,可让病人仰卧,头部略向后,不需垫枕头,以开通气道。同时,注意为病人盖上棉毯以保暖。
(5) 失去意识的病人,应维持仰卧体位,不要垫枕头,以保持气道通畅。
(6) 寒冷会引起血管收缩,所以要保持室内暖和,并注意空气流通。有大小便失禁者,应脱去病人的裤子,垫上卫生纸等。
(7) 脑中风病人呕吐时,脸朝向一侧,让其吐出,以防堵塞气道。
(8) 脑中风病人抽搐时,迅速清除病人周围有危险的东西。将干净的毛巾塞入病人口中,以防其抽搐发作而咬伤舌头。

# 第七节 癫痫发作的现场急救

癫痫病,俗称"羊癫风"、"羊角风"、"抽风",是由多种原因引起的慢性脑功能障碍临床综合征,具体而言,是大脑神经细胞群反复超同步放电所引起的发作性、突然性、反复性、短暂性脑神经系统功能紊乱。根据大脑异常放电的部位和扩散的范围不同,其临床发作表现症状各异。临床上可有短暂的运动、感觉、意识、行为、植物神经系统等不同障碍,或兼而有之。在发作间歇期,病人一切正常。缺氧、低血糖、药物中毒等因素导致脑功能暂时障碍而产生单次癫痫发作,不属于癫痫。

## 一、癫痫病的症状

癫痫病是一种神智异常病症,患者以突然发作、自行缓解、多次反复为主要特点,轻者表现为短时失神、局限颤抖、无意识运动或者答非所问等;重者表现为突然倒地、四肢抽搐、角弓反张、不省人事,甚至窒息死亡。

按症状分类,癫痫发作可分为大发作、小发作、精神运动性发作和局限性发作。

癫痫发作不分时间、地点，非主观所能控制。

## 二、癫痫的发病原因

引起癫痫发作的原因有很多，如脑部的病灶或弥漫性的病变引起，或者全身性的代谢中毒所致，还有一些起因迄今不明。在临床上，常见的发病原因中，以脑外伤、脑肿瘤、脑血管疾病、颅内感染等为主要因素。

### （一）脑外伤

据统计，在癫痫病人中，大约1/3有头部外伤史。毫无疑问，脑外伤确实是引起癫痫的主要原因之一，尤其是开放性脑外伤。一般有开放性脑外伤的人，发生癫痫的几率约为闭合性脑外伤的2～3倍。分娩时造成的脑损伤，是小儿时期癫痫发作的重要原因。脑部手术后引发的癫痫，一般取决于手术创伤、局部水肿、神经细胞代谢紊乱等因素，而发生率则与手术方法的选择、病变性质、手术部位，以及患者在手术前是否发生过癫痫有关。

### （二）脑部疾病

1. 脑肿瘤

脑肿瘤是引起癫痫发作的常见原因之一，尤其是成年以后的所谓晚发性癫痫，所占比例更高。目前认为，脑肿瘤细胞本身并不具有痫性放电的特性，其之所以引起癫痫发作，是由于肿瘤的生长，压迫或影响周围脑组织及其血管，产生脑水肿、肿胀、缺氧、缺血、脑组织硬化和萎缩，导致这些神经细胞的代谢异常及膜电位的改变，在内源性或外源性因素的刺激下，产生异常放电，引发癫痫。

2. 脑血管病

在癫痫的病因中，纯属脑血管病引起的，所占比例不算太高，但在中晚年阶段始发的癫痫中，由脑血管病引起者即占有一定的比例。另外，由于血管畸形引起癫痫发作，则主要见于较年幼者。

3. 颅内感染

颅内细菌性、病毒性寄生感染所引起的脑炎、脑膜炎、蛛网膜炎、脑脓肿等，均可导致癫痫发作。

### （三）由全身因素引起的癫痫

一氧化碳中毒、急慢性肾功能衰竭、低血糖、低血钙、高血压脑病、胰岛腺瘤、甲状腺功能亢进，以及各种全身感染、维生素$B_6$缺乏等，均可引起癫痫发作。长期服用催眠药，嗜酒突然戒断，或抗痫药突然停服后，也可能引起癫痫发作。

由上述明确病因引起的癫痫，医学上称为继发性癫痫，或称症状性癫痫。除此之外，一些无脑部器质性和代谢性疾病表现，且致病原因尚未明了的癫痫，称为原发性癫痫，或特发性癫痫。

### 三、癫痫发作的急救措施

癫痫发作时，迅速让病人仰卧，不要垫枕头，把缠有纱布的压舌板垫在上下牙齿间，以防病人自己咬伤舌头。随即松开衣领，将病人头偏向一侧，使口腔分泌物自行流出，防止口水误入气道，引起吸入性肺炎。同时，还要把病人下颌托起，防止因窝脖使舌头堵塞气管。癫痫发作时不要强行给病人喂水或强行按压肢体，应刺激或点压人中、合谷、足三里、涌泉等穴位。（见附录2）

### 四、癫痫的其他注意事项

（1）如癫痫连续发作，要将病人送到医院继续抢救。

（2）癫痫病人在平时要按医嘱用药，不要自行减药、停药或换药，那样会引起癫痫连续发作。

（3）抗癫痫药对癫痫有刺激作用，要在饭后服用。服药期间注意口腔卫生，经常刷牙。

（4）癫痫病人在日常生活中要避免情绪激动和劳累，不要登高、骑车、游泳，不宜在机器旁工作，以免癫痫病发作时发生意外。

（5）病人如有假牙，应在每日睡觉前摘下。癫痫病人睡单人床时，要在床边增加床档，以防发病时坠床跌伤。

癫痫是一种极易复发的疾病，无论在何时何地癫痫患者都有可能复发。因此，癫痫患者的家属或亲人需要学习一些癫痫病的急救方法。

## 第八节 糖尿病昏迷的现场急救

糖尿病昏迷是由糖尿病引起的一组以意识障碍为特征的临床综合征，属于严重的糖尿病并发症。病史多为老年人，多发生在50~70岁，男女患病率大致相同。约半数已知患有糖尿病，约30%有心脏病史，约90%患有肾脏病变。

### 一、糖尿病昏迷的症状

原有糖尿病症状加重时，多表现为厌食、口渴、尿多、疲乏、恶心、呕吐、全身疼痛、头痛、头晕，甚至呼气有烂苹果味、血压下降、心跳加快、呼吸困难、不省人事等。后期病者呈严重失水、尿少、皮肤干燥、眼球下陷、声哑、血压下降、四肢发凉。晚期则有各种反射消失或减弱、昏迷等症状。

## 二、糖尿病昏迷的发病原因

### （一）应激和感染

脑血管意外、急性心肌梗塞、急性胰腺炎、消化道出血、外伤、手术、中暑或低温等应激状态可导致糖尿病昏迷。感染，尤其是上呼吸道感染、泌尿系感染等也最常诱发糖尿病昏迷。

### （二）摄水不足

由摄水不足引起糖尿病昏迷的患者多为口渴中枢敏感性下降的老年人、卧床病人、精神失常或昏迷者，以及不能主动摄水的幼儿等。

### （三）失水过多和脱水

由失水过多和脱水引起糖尿病昏迷的患者多为严重的呕吐、腹泻者，大面积烧伤患者，应对其进行神经内、外科脱水治疗，透析治疗等。

### （四）高糖摄入和输入

此类病因多由大量摄入含糖饮料、高糖食物，诊断不明时或漏诊时静脉输入大量葡萄糖液，完全性静脉高营养，以及使用含糖溶液进行血液透析或腹膜透析等造成。尤其在某些内分泌疾病合并糖代谢障碍的病人，如甲状腺功能亢进症、肢端肥大症、皮质醇增多症、嗜铬细胞瘤者等更易诱发。

### （五）药　　物

许多药物可成为糖尿病昏迷的诱因，如大量使用糖皮质激素、噻嗪类或呋塞米（速尿）等利尿药或者普萘洛尔、苯妥英钠、氯丙嗪、西咪替丁、甘油、硫唑嘌呤及其他免疫抑制剂等均可造成或加重机体的胰岛素抵抗，从而使血糖升高，脱水加重，有些药物（如噻嗪类利尿药）还有抑制胰岛素分泌和减低胰岛素敏感性的作用，从而可诱发昏迷。

### （六）其　　他

急、慢性肾功能衰竭、糖尿病肾病等，由于肾小球滤过率下降，对血糖的清除亦下降，也可成为糖尿病昏迷的诱因。

## 三、糖尿病昏迷的急救方法

（1）病人绝对安静卧床，保持口腔、皮肤清洁，防止感染。

（2）补液。用生理盐水 1000～2000 毫升静脉点滴，以补充血容量，改善血循环、肾功能和防低血糖。根据血压、心率、尿量决定给液速度。在医生指导下进行。

（3）轻症者，上午尿中有酮体时，可在晚餐前加大胰岛素的剂量。

（4）如因饥饿引起酮症，应口服葡萄糖。

（5）精神过度紧张时，可临时给肌肉注射胰岛素 20 单位。

（6）如因感染引起者，应控制感染。

（7）应速送医院及时诊治。

# 第九章 高低温损伤的现场急救

## 第一节 烧烫伤的现场急救

### 一、烧烫伤的原因

常见烧烫伤包括物理性烧烫伤和化学性烧烫伤。物理性烧烫伤主要是火焰、高温的气体、固体对人体的破坏作用；化学性烧烫伤主要是具有腐蚀性的化学物质（如强酸、强碱等）对人体的破坏作用。据统计，生活烫伤的比例占一半，化学性烧烫伤仅为一成。

烧烫伤不仅伤及皮肤或相邻组织，还影响全身重要内脏器官，引起剧烈病理、生理变化，尤其是大面积烧伤常并发严重休克及感染，死亡率很高，而且外貌的改变和心理影响也是不可忽视的。因此，烧烫伤的现场急救至关重要，它是烧烫伤治疗的基础，是整个治疗过程中的重要一环。现场急救是否及时、转运是否得当，对以后的治疗和愈合都有十分重要的影响。

### 二、烧烫伤的症状

（1）Ⅰ度烧伤：表皮受伤，局部轻度红肿、疼痛，创面干燥无水泡，约需3~7天痊愈，痊愈后不留瘢痕。

（2）Ⅱ度烧伤：表皮、真皮都受损，红肿、水疱、剧疼，约需8~14天痊愈，愈后有色素沉积及瘢痕。

（3）Ⅲ度烧伤：皮、肉、骨均受伤，局部蜡白、焦黄或炭黑色，疼痛消失，约需20~30天或更长时间才能治愈，痊愈后留有瘢痕或畸形。

### 三、烧伤部位特点和面积估算

《现代院外急救手册》中的一组数据显示，从2010例烧伤部位来看，上肢占58.2%，头面颊占57.4%，手占51.9%，下肢占51.7%，躯干占47%，脚占30.5%，耳占29.5%，会阴占15.5%，吸入性损伤占7.5%，角膜伤占1.9%。

3岁以下儿童和60岁以上老年人对烧伤的耐受力和代谢能力均差，因而死亡明显高于青壮年。

烧伤的严重程度与面积大小、伤势深浅有关。可用病人手掌面积粗略估计，即五指并拢后的一手手掌面积约等于本人体表面积的1%。

### 四、烧烫伤的现场急救

#### （一）轻度烧烫伤的现场急救

轻度烧烫伤尤其是由生活因素引起的肢体烧烫伤，应立即用清水冲洗或将患肢浸泡在冷水中20分钟左右。如果不方便浸泡，还可用湿毛巾或布单盖在局部，然后浇冷水，目的是使伤处尽快冷却降温，减轻热力的损伤。化学物质造成的烧伤尤其要彻底冲洗，防止化学物质的损害。穿着衣服的部位烧伤严重，不要先脱衣服，应立即向衣服上面浇冷水，待衣服局部温度快速下降后再轻轻脱衣服或用剪刀剪开并褪去衣物。手足烧伤包裹时应将指（趾）分开，以防粘连。

#### （二）一般Ⅱ度烧烫伤的现场急救

一般Ⅱ度烧伤伤处已有水疱形成，小的水疱不要弄破，大的水疱应到医院处理或可用消毒过的针（酒精消毒或用火烧过的针）刺小孔排出疱内液体，以免影响创面修复，增加感染机会。烧伤创面一般不作特殊处理，只需保持创面及周围皮肤清洁即可。较大面积的烧伤用清水冲洗清洁后，最好用干净纱布或布单覆盖创面，伤后4小时内送医院治疗。

#### （三）火灾引起的烧伤的现场急救

火灾引起的烧伤，在现场应立即脱去着火的衣物，用水浇灭火焰或迅速卧倒在地滚压灭火。切忌带火奔跑、呼喊，以免导致呼吸道烧伤或使得火借风势，越烧越旺。还要记住用湿毛巾捂住口鼻，防止烟雾吸入导致窒息或中毒。

#### （四）几种特殊烧伤的现场急救原则

1. 生石灰烧伤

被生石灰烧伤后要迅速清除石灰，如果生石灰量不大，用大量流动的洁净的冷水冲洗至少10分钟以上，尤其是眼内烧伤，更应彻底冲洗。切忌将受伤部位用水浸泡，因为生石灰遇水会产生大量热量而加重烧伤。如果生石灰量大，也可以用植物油快速冲洗。

2. 磷烧伤

迅速清除磷以后，用大量流动的洁净的冷水冲洗至少10分钟以上，然后用5%碳酸氢钠或食用苏打水湿敷创面，使创面与空气隔绝，防止磷在空气中氧化燃烧而加重烧伤。

3. 强酸、强碱烧伤

强酸包括硫酸、盐酸、硝酸；强碱包括氢氧化钠、氢氧化钾等。处理此类烧烫伤时，应注意：其一，化学烧伤时均应迅速脱去被化学物质浸渍的衣服。其二，化学烧伤的严重程度除化学物质的性质和浓度外，多与接触时间有关。因此，无论何种化学物质烧伤，均应立即用大量清洁冷水冲洗至少20分钟以上，一方面可冲淡和清除残留的化学物质；另一方面作为冷疗的一种方式，可减轻疼痛。尤其需要注意的是，开始用水量即应够大，迅速将残余化学物质从创面冲净。其三，一般现场无适合的中和剂，如果有，可考虑应用（如磷烧伤时可用5%碳酸氢钠），但切不可因为等待获取中和剂而耽误冲洗时间。应予注意的是，使用中和剂所发生的中和反应会产生热量，有时可能加深烧伤，而且有些中和剂本身也有损害作用。因此，最切合实际的方法是立即用大量清洁冷水冲洗。

## 五、烧烫伤现场急救的注意事项

用大量清水冲洗创面后，最好不再对创面作任何处理，不要在创面乱涂任何药水（膏），如紫药水、酱油、鸡蛋清、牙膏、大酱等。烧伤较重者禁止给予饮水、饮食。

## 六、烧烫伤自来水冲洗的作用及注意事项

### （一）作　用

迅速降低局部温度，终止热力对组织的继续损伤，同时可稀释化学物质的浓度，减轻其有害作用；有效地降低毛细血管通透性，减轻组织水肿，其机理在于抑制热力损伤肥大细胞释放组胺，以及阻抑缓激肽系统对血管的作用；可使局部代谢率及氧耗减少，因而可减少组织内乳酸的产生，预防代谢性酸中毒；促进上皮生长，主要因冷疗防止了皮肤继续破坏，同时抑制了前列腺素、血栓素，改善伤后皮肤的微循环；冷疗可有效地缓解疼痛，水温越低，冷疗时间越长，止痛效果越好，这是由于低温可降低局部神经的敏感性。

### （二）注意事项

冷疗只适用于面积不大于20%的Ⅱ度创面，大于此面积，可加剧机体应激反应，干扰破坏机体内环境平衡，加重伤情。炎热季节，面积可适当放宽；冷疗用水一般可采用自来水，四肢创面可浸泡，躯干、头部以冲淋或湿敷为好，持续时间1~3小时为宜，其间可暂停；冷疗应在伤后6小时内进行，时间越早效果越好，冷疗后如能对创面保持干燥，不会加重感染。相反，冷疗具有机械冲洗作用，一般可不必清创。

## 第二节 中暑的现场急救

中暑发生在环境气温高、湿度大以及无风的条件下,主要表现以体温调节中枢功能障碍、汗腺功能衰竭和水电解质丧失过多为特征。通常将中暑分为热痉挛、热衰竭和热(日)射病。上述三种情况可顺序发展,也可交叉重叠。热射病是一种致命性疾病,病死率较高。

### 一、中暑的原因

中暑的原因有很多,如在高温作业且通风差的车间工作,极易发生中暑;夏季农耕及露天作业时,受阳光直接暴晒,再加上大地受阳光的暴晒,大气温度再度升高,使人的脑膜充血,大脑皮层缺血以及空气中湿度的增强易诱发中暑;在公共场所或家中,人群拥挤集中、产热集中、散热困难也易诱发中暑。

中暑的发生不仅和气温有关,还与湿度、风速、劳动强度、高温环境、曝晒时间、体质强弱、营养状况及水盐供给等情况有关。

诱发中暑的因素很复杂,但其中主要因素还是气温。根据气象特点,可将发生中暑现场小气候分为两类:一类是干热环境,这是以高气温、强辐射热及低湿度为特点,相对湿度常在40%以下;另一类为湿热环境,即气温高,湿度高,但辐射热并不强。由于气温在35℃~39℃时,人体2/3的余热通过出汗蒸发排泄,此时如果周围环境潮湿,汗液则不易蒸发。

#### (一)热痉挛

在高温环境下进行剧烈运动大量出汗,活动停止后常发生肌肉痉挛,主要累及骨骼肌,持续约数分钟后缓解,无明显体温升高。肌肉痉挛可能与严重体钠缺失(大量出汗和饮用低温液体)和过度通气有关。热痉挛也可为热射病的早期表现。

#### (二)热衰竭

热衰竭常发生于老年人、儿童和慢性疾病患者。严重热应激时,由于体液和体钠丢失过多引起循环容量不足所致。其多表现为多汗、疲乏、无力、头晕、头痛、恶心、呕吐和肌肉痉挛,可有明显脱水症(包括心动过速、直立性低血压或晕厥)。体温轻度升高,无明显中枢神经系统损伤表现。热衰竭可以是热痉挛和热射病的中介过程,治疗不及时,可发展为热射病。

#### (三)热射病

这是一种致命性急症,主要表现为高热(直肠温度≥41℃)和神志障碍。热射病早期受影响的器官依次为脑、肝、肾和心脏。

## 二、中暑的症状

根据表现的轻重，中暑可分为先兆中暑、轻度中暑和重度中暑，而它们之间的关系是渐进的。

### （一）先兆中暑

高温环境下出现大汗、口渴、无力、头晕、眼花、耳鸣、恶心、心悸、注意力不集中、四肢发麻等，体温不超过38℃。

### （二）轻度中暑

先兆中暑症状加重，体温在38℃以上，出现面色潮红或苍白、大汗、皮肤湿冷、脉搏细弱、心率快、血压下降等呼吸及循环衰竭的症状及体征。

### （三）重度中暑

重度中暑的症状包括：

1. 中暑高热

体温调节中枢功能失调，散热困难，体内积热过多所致。开始有先兆中暑症状，以后出现头痛、不安、嗜睡，甚至昏迷；面色潮红，皮肤干热；血压下降，呼吸急促，心率快；体温在40℃以上。

2. 中暑衰竭

由于大量出汗发生水及盐类丢失引起血容量不足。临床表现为面色苍白、皮肤湿冷、脉搏细弱、血压降低、呼吸快而浅、神志不清、腋温低，肛温在38.5℃左右。

3. 中暑痉挛

大量出汗后只饮入大量的水，而未补充盐分，血钠及氯降低，血钾亦可降低。患者口渴、尿少，会出现肌肉痉挛及疼痛，体温正常。

4. 日射病

因过强阳光照射头部，大量紫外线进入颅内，引起颅内温度升高（可达41℃~42℃），出现脑及脑膜水肿、充血。故发生剧烈的头痛、头晕、恶心、呕吐、耳鸣、眼花、烦躁不安、意识障碍，严重者发生抽搐昏迷。体温可轻度升高。上述情况有时可合并出现。

## 三、中暑的现场急救

发现自己和其他人有先兆中暑和轻度中暑表现时，首先要做的是迅速撤离引起中暑的高温环境，选择阴凉通风的地方休息，同时，垫高头部，解开衣裤，以利呼吸和散热。可用冷毛巾敷头部，或将冰袋、冰块置于病人头部、腋窝、大腿根部等处降温。可用50%酒精、白酒、冰水或冷水进行全身擦浴，然后用扇子扇风或电扇吹风,加速散热,若病人出现发抖,应减缓冷却过程。几人同时用毛巾擦浸在水中的患者身体四周,把皮肤擦红,一般擦 15～30 分钟左右,即可把体温降至 37℃～38℃,大脑未受严重损害者多能迅速清醒。给清醒者多饮用一些含盐分的清凉饮料,在补充水分时,可加入少量盐,但是千万不可急于补充大量水分,否则,会引起呕吐、腹痛、恶心等症状。还可以在病人额部、颞部(太阳穴)涂抹清凉油、风油精等,或服用人丹、十滴水、藿香正气水等中药。病人若已失去知觉,可指掐人中、合谷等穴位,促使其苏醒。若呼吸停止,应立即实施人工呼吸。对于重度中暑病人,必须立即送医院诊治,搬运病人时,应用担架运送,不可使病人步行,同时运送途中要注意。尽可能地用冰袋敷于病人的额头、枕后、胸口、肘窝及大腿根部,积极进行物理降温,以保护大脑、心肺等重要脏器。

### 四、中暑现场急救的注意事项

**(一)过量饮水**

中暑后须大量补充水分和盐分,但过量饮用热水会更加大汗淋漓,反而造成病人体内水分和盐分进一步流失,严重时会引起抽风现象。正确的方法应是少量多次,每次饮水量以不超过 300 毫升为宜。

**(二)过量进食**

不能吃油腻带腥的食物,过多地食用会增加消化系统的负担,使大量血液滞留于胃肠,而输送到大脑的血液便相对减少,营养物质也不能被充分吸收,所以应尽量多吃一些清淡爽口的东西,以适应夏季的消化能力。

**(三)偏食辣椒**

辛辣燥热的食物只会进一步伤阴耗气,不利中暑后的康复,辛辣食物会引导血液流向胃肠,使脑部血流量相对不足,加重中暑导致的头晕、头痛、四肢无力等症状。

**(四)冷食伤身**

身体干渴的时候,冷饮和瓜果类食物让人爱不释口,中暑后,这两样东西也不能多吃,凉性食品会损伤你的脾阳。

### 五、中暑的预防

(1)出行躲避烈日。夏日出门记得要备好防晒用具,最好不要在 10～16 时(即烈日下)在户外行走,因为这个时间段的阳光最强烈,发生中暑的可能性是平时的 10 倍。如果此时必须外出,一定要做好防护工作,如打遮阳伞、戴遮阳帽、戴太阳镜等。

（2）准备充足的水和饮料。出汗较多时可适当补充一些盐水，补充人体因出汗而失去的盐分。

（3）在炎热的夏季，防暑降温药品，如十滴水、藿香正气水、风油精等一定要备在身边，以防应急之用。

（4）外出时的衣服尽量选用棉、麻、丝类的织物，应少穿化纤品类服装，以免大量出汗时不能及时散热，引起中暑。

（5）老年人、孕妇、有慢性疾病的人，特别是有心血管疾病的人，在高温季节要尽量减少外出活动。

（6）保持充足睡眠：夏天日长夜短，气温高，人体新陈代谢旺盛，消耗也大，容易感到疲劳。充足的睡眠，可使大脑和身体各系统都得到放松，既利于工作和学习，也是预防中暑的措施。最佳就寝时间是22时至23时，最佳起床时间是5时30分至6时30分。

（7）少食高油高脂食物，减少人体热量摄入。

（8）多洗浴，洗浴可以带走热量。

（9）从事高温作业的人员，要调节作息时间，注意劳逸结合。

（10）尽量在室内活动，有条件者，可使用空调。

（11）多食用水果和蔬菜，补充水分。适当饮用绿豆汤，也有防中暑的作用。

（12）谨防情绪中暑。由于夏季持续的高温天气，会使人变得心烦气躁、情绪低落、食欲不振、思维紊乱、行为异常等，要引起大家的注意。

## 第三节 寒冷冻伤的现场急救

低温引起人体的损伤为冷冻伤，具体分为非冻结性冷伤和冻结性冷伤。

### 一、非冻结性冷伤

#### （一）主要原因

非冻结性冷伤由10℃以下至冰点以上的低温，加以潮湿条件所造成，如冻疮、战壕足、浸渍足。暴露在冰点左右低温的机体局部皮肤血管性收缩，血流缓慢，影响细胞代谢。当局部恢复常温后，血管扩张、充血、有渗出液。

#### （二）主要症状

首先足、手和耳部红肿，伴痒感或刺痛，有水泡，合并感染后糜烂或溃疡。

#### （三）现场急救

局部表皮涂冻疮膏，每日温敷两三次。有糜烂或溃疡者，用抗菌药和皮质甾软膏或冻疮膏。

## 二、冻结性冷伤

### (一) 主要原因

冻结性冷伤大多发生于意外事故或战争时期，人体接触冰点以下的低温和野外遇暴风雪，掉入冰雪中或不慎被制冷剂（如液氮、固体二氧化碳）损伤所致。

### (二) 主要症状

局部冻伤分为四度。

(1) Ⅰ度冻伤：伤及表皮层。局部红肿，有发热、痒、刺痛感，数日后干痂脱落而愈，不留瘢痕。

(2) Ⅱ度冻伤：损伤达真皮层。局部红肿明显，有水疱形成。自觉疼痛，若无感染，局部结痂愈合，很少有瘢痕。

(3) Ⅲ度冻伤：伤及皮肤全层和深达皮下组织。创面由苍白变为黑褐色，周围有红肿、疼痛，有血性水疱。若无感染，坏死组织干燥成痂，愈合后留有瘢痕且恢复慢。

(4) Ⅳ度冻伤：伤及肌肉、骨等组织。局部似Ⅱ度冻伤。治愈后留有功能障碍或致残。

## 三、寒冷冻伤的现场急救

复温是冻伤急救的基本手段。首先脱离低温环境和冰冻物体，衣服、鞋袜等同肢体冻结者勿用火烘烤，应用温水（40℃左右）融化后脱下或剪掉。然后最好用38℃~40℃的温水浸泡伤肢或浸浴全身，水温要稳定，使局部在20分钟、全身在半小时内复温。如果没有温水，可以将冻伤的肢体放在温暖的腋下等处复温。

## 四、寒冷冻伤现场急救的注意事项

具体的注意事项包括：千万不能用冷水缓冻梨的方法复温；到肢体红润，皮温达36℃左右为宜；对心搏骤停者，施行心脏按压和人工呼吸；严重冻伤部位切忌直接火烤、雪搓及挤压冻伤部位；复温速度要快，要求30分钟内完成复温，以免加重损害。用茄子秸或辣椒秸煮水，清洗容易冻伤的部位，或用生姜涂擦局部皮肤，有预防冻伤的作用。

# 附录 急救包

在日常生活、工作学习及训练运动中，我们经常会遇到一些突然发病或受伤的人，我们自己也可能遇到意外，如果不及时自救或互救，有的伤病者可能会丧失生命。如果我们在懂得一些急救常识的同时，身边还备有一些急救用品，就能正确急救。根据常见伤病的情况，可以配备相应的急救用品，可以自己单独购买凑到一起备用，也可以直接购买相应的急救包。市售急救包多种多样，适用于各种危急情况使用。

## 一、外伤急救包内最常见的物品及用途

（1）安全剪刀。用于剪开纱布、辅料及创口周围衣物，在接触伤口前请先用酒精棉球消毒。

（2）酒精棉片（或碘附棉棒）。用于创口周围以及直接接触创口物体的消毒和清洗。

（3）纱布绷带。白色柔软，吸水性好，用于包扎伤口、固定敷料、临时固定夹板等用途；也可以蘸水用来清洗伤口。

（4）三角巾急救包。主要用于包扎伤口、悬挂手臂或夹板绑扎。

（5）创可贴。用于小伤口止血，防止伤口接触到水或污物。

（6）清洁湿巾。有抑菌、洁净的作用，可直接用来清洁皮肤、物品。

（7）镊子。用于拿取敷料、酒精棉片、伤口中的异物等，在接触伤口前请先用酒精棉片消毒。

（8）乳胶手套。用于防止感染通过血液传播的疾病，紧急情况下也可作为储水器具。

## 二、不同侧重还可能配备的急救用品

（1）电子体温计。可以方便准确地测量体温，数字显示，一目了然，帮助判断有否发热。

（2）纱布块。白色柔软，吸水性好，用于清洗及覆盖伤口，也可临时作为

鞋垫等使用。

（3）弹性绷带。用于包扎伤口、固定敷料；也可用于固定怀疑受伤的关节或骨折部位。

（4）烧伤敷料。用于覆盖烧伤创面，防止因细菌接触所造成的感染，也可防止敷料与伤口粘连，起到保护创面的作用。

（5）扣式止血带。可以简单有效地缓阻出血，在野外时也可以用来捆扎袖口、裤脚。

（6）瞬冷冰袋。冷敷，物理降温，用于发热和各种轻度的扭挫伤、烫伤。

（7）口罩。优质无纺布面料、有效隔绝灰尘、细菌的侵害。

（8）晕车贴。可有效防晕车、晕机、晕船。

（9）急救毯。具有隔热、防寒功能，直接包裹于身体上，隔热、防寒；也可作为醒目的反光标识。

（10）口哨。呼叫求救用。

（11）手电筒。黑暗中照明用，也可为晕倒的人检查瞳孔反应。

（12）速效救心丸。抗心绞痛药物。

（13）云南白药。具有止血镇痛、消炎散肿、防腐生肌功能。

（14）十滴水。抗中暑药。

# 主要参考文献

1. 陈世贤主编：《法医骨学》，群众出版社 1980 年版。
2. 陆惠民主编：《毒物分析》，警官教育出版社 1995 年版。
3. 张家林主编：《家庭急救医护手册》，内蒙古文化出版社 2002 年版。
4. 陶红主编：《急救护理》，人民卫生出版社 2003 年版。
5. 刘远厚主编：《内科学》，高等教育出版社 2004 年版。
6. 熊礼俭著：《急救中心规范化建设与突发事件应急救援处理及工作流程实用手册》，中国科技文化出版社 2005 年版。
7. 王琦主编：《外科临床急诊急救技术操作规范》，中国知识出版社 2005 年版。
8. 刘士生主编：《内科学》，高等教育出版社 2005 年版。
9. 吴有平主编：《120 急救中心规范化建设与管理工作百科全书》，吉林科学技术出版社 2006 年版。
10. 廖林川主编：《法医毒物分析》，高等教育出版社 2006 年版。
11. 张淑华、王烈群、姚岚等主编：《实用警务现场急救教程》（修订本），中国人民公安大学出版社 2007 年版。
12. 李中和著：《儿科急诊急救实用手册》，中国医药科技出版社 2007 年版。
13. 闫立强、李金光编著：《法医个人识别与亲子鉴定》，群众出版社 2007 年版。
14. 朱子扬、龚兆庆、汪国良主编：《中毒急救手册》（第三版），上海科技出版社 2007 年版。
15. 李宗浩主编：《生活·奥运与急救》，中国协和医科大学出版社 2007 年版。
16. 宋国华、张蕲主编：《内科学》，高等教育出版社 2007 年版。
17. 陈敏生主编：《生命救助手册》，广东科技出版社 2008 年版。
18. 赵德禄、杨立山、崔学光主编：《有机磷农药及常见毒物中毒救治手册》，宁夏人民出版社 2008 年版。
19. 李宗浩著：《首席专家李宗浩谈急救》，湖南科学技术出版社 2008 年版。

# 后 记

学习急救知识和技能，现在已经成为热心社会公益活动、无偿服务社会的志愿者所要掌握的知识和技能的重要组成部分。人民警察、消防队员、学校教师，宾馆饭店、旅游及民航、铁路、交通运输等部门，社区超市等公共场所的工作人员，由于他们工作的特殊性决定了其在现场遇到突发的危重急症人员机会多，成为第一目击者的可能性大。同时，急救医学在实践中，不断探索、不断积累经验，新的理论和方法也不断出现，如世界权威医学机构美国心脏协会在2010年11月发表了新的《2010年国际心肺复苏及心血管急救指南》。为了使广大公安民警掌握新的急救技能，在公安工作实践中正确、及时地救助伤者，我们组织编写了这本《公安现场急救操作规范》，作为《中国公安执法规范化建设丛书》中的一册。

本书的编写注重理论联系实际，力求使广大公安民警在掌握理论的同时，更快地掌握现场急救的具体操作方法。

本书详细介绍了现场急救的基本环节和内容（现场评估、判断病情、紧急呼救、自救与互救）、心肺复苏术、外伤现场急救基本技术（止血、包扎、固定、搬运），以及常见内科急症、常见意外伤害、常见急性中毒等现场急救措施。书中配有大量的插图，图文并茂，利于广大公安民警快速直观地掌握有关操作技能。

本书由高野、张淑华、闫立强任主编，武国都、单国任副主编，李金光、魏春丽、徐秀明、朱密、寇瑾、王蓉参加编写，语言简练，通俗易懂。

本书写作分工，及作者姓名、工作单位如下：

第一章：张淑华（湖南警察学院）；

第二章：闫立强（辽宁警官高等专科学校）；

第三章：高野（辽宁警官高等专科学校）；

第四章：李金光（辽宁警官高等专科学校）、魏春丽（吉林警察学院）；

第五章：徐秀明（辽宁警官高等专科学校）；

第六章：单国（新疆警官高等专科学校）；

第七章：朱密（湖南警察学院）；
第八章：寇瑾（辽宁警官高等专科学校）；
第九章：武国都、王蓉（山西警官高等专科学校）。

本书既可作为广大公安民警掌握现场急救操作技能的学习用书，也可作为司机、导游、消防队员、中外资企业高危岗位员工，以及大中专学生、机关干部、教师、街道社区志愿者等的现场救护培训书使用。

由于编写时间紧张，水平有限，书中难免出现一些不当之处，敬请广大读者批评指正。

编　者<br>二〇一二年八月